AF452254

RELATION

D'UNE ÉPIDÉMIE

D'ANGINES COUENNEUSES

PARIS. — IMPRIMERIE E. MARTINET, RUE MIGNON, 2

RELATION

D'UNE ÉPIDÉMIE

D'ANGINES COUENNEUSES

QUI A RÉGNÉ

DANS LES CANTONS DU MESLE, DE PERVENCHÈRES ET DE BAZOCHE

DEPUIS LE MOIS D'OCTOBRE 1874 JUSQU'AU MOIS D'OCTOBRE 1875

PAR

Le Docteur RAGAINE

Chevalier de la Légion d'honneur

Médecin des épidémies, Membre du Conseil d'hygiène, Médecin de l'Hôtel-Dieu
et des Prisons de Mortagne

Président de la Commission d'inspection des pharmacies

Médecin de l'Administration de l'Assistance publique.

TRAVAIL RÉCOMPENSÉ PAR L'ACADÉMIE DE MÉDECINE (1875)

ACCOMPAGNÉ D'UNE CARTE

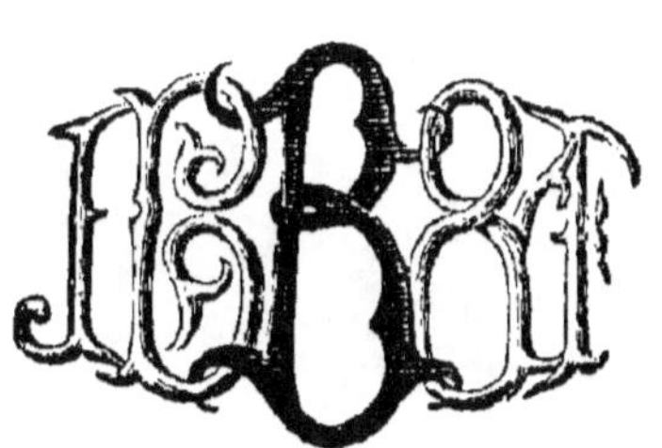

PARIS

LIBRAIRIE J.-B. BAILLIÈRE ET FILS

Rue Hautefeuille, 19, près du boulevard Saint-Germain

1879

Je prie mes honorables confrères les docteurs Rouyer, Germain et Lebout, M. De la Tournerie, ingénieur en chef des ponts et chaussées, M. Letellier, professeur de géologie et de mathématique au Lycée d'Alençon, de recevoir ici l'expression de mes sentiments de reconnaissance pour le concours utile et dévoué qu'ils ont bien voulu me prêter dans les recherches qu'il m'a fallu faire pour compléter ce travail.

RELATION

ÉPIDÉMIE D'ANGINES COUENNEUSES

INTRODUCTION

Comme les livres, les maladies semblent avoir leur destinée « *habent sua fata* »; non-seulement elles changent de caractère, leurs symptômes se modifient, mais il en surgit de nouvelles, et insensiblement elles prennent la place des anciennes, se substituent à elles, et là où le médecin avait l'habitude de voir se développer une affection épidémique ou endémique toujours la même : fièvre typhoïde, fièvre intermittente, etc. (tellement qu'au moindre symptôme grave, il pouvait presque prédire l'espèce de maladie qui allait se déclarer), aujourd'hui c'est une affection nouvelle qui se montre. Les anciennes maladies disparaissent insensiblement ou même brusquement, et partout et toujours on voit apparaître la nouvelle. Est-ce le terrain qui a changé, c'est-à-dire la constitution des individus, leur économie tout entière? Sont-ce les conditions de développement? Le fait est-il dû aux modifications de la culture, réagissant sur l'air atmosphérique? Sont-ce les germes qui ont changé? Des germes nouveaux ont-ils remplacé les anciens et trouvent-ils des éléments nouveaux de développement? Autant de questions, autant de problèmes dont la solution est difficile : pour nous, praticiens, nous ne pouvons que signaler le fait, recueillir les observations et laisser à de plus compétents l'exposition des grandes théories. A nous à réunir les éléments de l'analyse, à vous d'en faire la synthèse et de chercher les lois générales. C'est un fait de ce genre que j'ai été appelé à observer, et c'est à propos d'une épidémie d'angine diphthéritique, objet de ce travail, que je viens vous le signaler. Aussi ai-je cru devoir joindre à l'historique de cette affection, qui a sévi pendant longtemps dans nos pays, des renseignements topographiques et des détails sur les habitudes, les conditions hygiéniques (habitation, costume, manière de vivre, etc.) des habitants : renseignements et détails qui pourront paraître inutiles; mais souvent, ce qui semble le moins important peut servir à élucider un fait et faire remonter à la cause. Ce qui paraît simple et naturel à des yeux accoutumés à le voir, peut éveiller dans d'autres esprits des aperçus nouveaux : une petite cause peut produire de grands effets.

Vers le milieu de l'année 1840, je me fixai à Mortagne, chef-lieu d'arrondissement du département de l'Orne, pour y exercer la médecine. Pendant les dix-huit premières années de ma pratique, je n'eus pas l'occasion d'observer un cas d'angine couenneuse; mais à partir de l'année 1859, un nombre considérable d'angines diphthéritiques s'est offert à mon observation, soit à l'état épidémique, soit à l'état sporadique. Aujourd'hui cette affection est dans notre pays une maladie endémique très-fréquente et ayant des recrudescences épidémiques faisant de nombreuses victimes.

Je ne veux par tarder plus longtemps à signaler une remarque qui me paraît importante et surtout digne d'intérêt au point de vue de l'épidémiologie : c'est que, si depuis 1859 les épidémies de diphthérite ont régné en souveraines dans notre arrondissement, elles ont remplacé d'une manière absolue les épidémies de fièvres typhoïdes, très-communes avant cette époque et sur lesquelles nous avons fait plusieurs rapports que l'Académie a bien voulu regarder d'un œil favorable. Depuis seize ans, nous ne rencontrons plus la fièvre typhoïde qu'a l'état sporadique. Nous voulons bien croire que « les épidémies veulent régner seules », et nous savons que de tout temps on a reconnu qu'en temps d'épidémie toute autre maladie cessait et que le génie épidémique imprimait son cachet particulier à toutes les autres affections. Mais ce qui nous a particulièrement frappé, c'est cette mutation complète, cette quasi-exclusion d'une affection qui régnait depuis si long-temps dans nos pays et qui revenait, sinon périodiquement, au moins assez fréquemment à l'état épidémique ; c'est aussi cette persistance des épidémies d'angine diphthéritique. Est-ce un fait isolé et particulier à notre région ? Est-ce un fait général ? Nous n'osons pas écrire le mot antagonisme, ce gros mot qui cache souvent notre ignorance. Mais pourquoi ces gens qui, auparavant, étaient soumis à l'affection typhoïde, sont-ils maintenant atteints presque exclusivement par la diphthérite, sans cependant que les conditions dans lesquelles ils vivent aient changé d'une manière sensible ? Faut-il admettre la persistance de germes et de foyers contagieux même après la disparition du fléau, pouvant se réveiller et se reproduire à des intervalles plus ou moins éloignés ? Quoi qu'il en soit, le fait est d'observation : depuis seize ans, les épidémies d'angine couenneuse ont remplacé complétement, dans l'arrondissement de Mortagne, les épidémies de fièvre typhoïde, et avant ce temps l'angine couenneuse y était presque inconnue.

Ce fut sous la forme épidémique que je fus appelé, en qualité de médecin des épidémies, à étudier pour la première fois cette terrible maladie. En 1859, la maladie fit irruption dans le canton de Pervenchères et notamment dans les communes de Coulimer et de Saint-Jouin, où ce terrible fléau, sévissant avec une grande intensité, atteignit en peu de temps un nombre considérable de personnes: 192. Tout naturellement, il me vint à l'esprit, en rencontrant un fléau qui m'était pour ainsi dire inconnu et qui annonçait sa présence d'une manière aussi grave, de l'étudier avec le plus grand soin, me doutant bien qu'il n'abandonnerait pas pour toujours la place et que j'aurais encore affaire à lui. Je recueillis nombre d'observations sur les formes particulières et singulières qu'il affectait, et je le fis avec d'autant plus de soin, que les devoirs professionnels me laissaient à cette époque plus de loisirs et de temps pour le travail de cabinet et l'étude. J'ai pu suivre avec attention le développement et les phases diverses des épidémies qui se sont manifestées dans l'arrondissement. Je me suis mis à étudier les divers traitements préconisés et j'ai contrôlé leur action, leurs effets et enregistré les résultats. Depuis le moment de l'apparition de la première épidémie, je n'ai cessé de prendre des notes sur tous les malades auxquels j'ai été appelé à donner mes soins : le chiffre s'élève à 460. C'est le résultat de ces études, c'est le résumé de toutes ces observations, qu'à l'occasion de l'épidémie de cette année je viens soumettre aujourd'hui au jugement et à l'appréciation bienveillante de l'Académie, de mes confrères et de l'administration.

L'épidémie d'angine couenneuse dont je vais faire l'historique et qui a sévi si cruellement pendant une année tout entière sur les cantons du Mesle, de Pervenchères et de Bazoche, est la neuvième qui s'est présentée à mon observation depuis 18 ans : comme médecin des épidémies, j'ai été appelé à jouer dans chacune d'elles un rôle actif, et je m'efforcerai surtout dans les indications du traitement, d'exposer les résultats de mon expérience.

L'angine diphthéritique, surtout à l'état épidémique, est toujours une affection grave. Depuis trentecinq ans nous avons eu le triste devoir d'étudier des épidémies de choléra (deux : 1849, 1854); de fièvre typhoïde (onze : 1844, 45, 47, 49, 1850,

52, 54, 55, 56, 58, 59); de variole (cinq : 1843, 57, 60, 65, 70, 71); de scarlatine (trois : 1845, 1859, 1866), dont deux compliquées de diphthérite); de coqueluche (six : 1845, 48, 50, 58, 64, 75); de rougeole (huit : 1843, 47, 50, 52, 59, 61, 66, 70); de miliaire (une : 1858); de dysenterie (deux : 1856, 1857); et nous avons reconnu qu'aucune de ces maladies (le choléra excepté) n'avait causé autant de ravages que la diphthérite. Il n'en est pas une non plus qui ait aussi profondément effrayé les populations par le nombre de ses victimes, sa durée, son caractère perfide et insidieux, et surtout aussi par l'impuissance à laquelle est parfois réduit l'art médical pour arrêter ses développements et les combattre. Cet effroi, bien pardonnable du reste, doit avoir une influence notable sur le peu d'efficacité des soins médicaux et des agents thérapeutiques dans une maladie par elle-même déjà aussi déprimante.

Au point de vue général, dans l'épidémie qui a envahi les trois cantons du Mesle, de Pervenchères et de Bazoche, comme du reste dans presque toutes les épidémies du même genre que j'ai observées dans l'arrondissement de Mortagne, la maladie s'est montrée, dans le plus grand nombre des cas, avec les caractères les plus accentués de gravité et de malignité, marchant tantôt avec une rapidité effrayante, tantôt avec lenteur. Elle s'est montrée sous bien des formes, s'accompagnant des complications les plus bizarres, atteignant pour ainsi dire tous les âges, mais principalement les enfants. C'est également à cette première période de la vie que nous avons constaté le plus grand nombre de croups et que le chiffre de la mortalité a été le plus élevé. Les classes les plus pauvres ont été aussi plus fréquemment atteintes et ont payé à l'épidémie un plus large tribut.

Je présenterai à la fin de ce travail, comme pièces à l'appui, un certain nombre d'observations formant un tableau assez complet des symptômes et un résumé des faits qui me paraissent le plus dignes d'intérêt. Après avoir tracé l'histoire de l'épidémie qui nous occupe, je m'étendrai sur le mode de traitement que j'ai toujours employé et qui m'a donné, je dois le dire, des résultats constants et aussi satisfaisants que possible, comparés à ceux donnés par d'autres méthodes. Ce traitement, comme je l'exposerai dans le cours de ce travail, est, en définitive, la conséquence de l'opinion que nous avons sur la nature même de la diphthérie et du croup.

Depuis que l'angine pharyngée pseudo-membraneuse a été étudiée et décrite de main de maître par l'illustre Bretonneau, depuis qu'il lui a fixé dans lé cadre nosologique la place qu'elle devait occuper, depuis surtout que sa fréquence a augmenté, soit à l'état épidémique, soit à l'état sporadique, dans nos contrées notamment, on a beaucoup écrit sur cette affection. Et cependant, nous ne sommes pas encore beaucoup plus avancés sur la nature et sur le traitement de cette terrible maladie. Les auteurs qui ont écrit sur la diphthérite s'accordent presque tous pour considérer cette affection comme le résultat d'une véritable intoxication. Mais on a fait, il nous semble, trop bon marché de l'inflammation, inflammation manifeste et indéniable : l'angine pharyngée diphthéritique est une inflammation spécifique, comme l'avait dit primitivement le maître ; que l'angine inflammatoire, sur laquelle se greffe la diphthérite, ne soit pas le seul danger de cette affection, il n'en est pas moins vrai que cette inflammation, en se propageant au larynx, peut causer la mort. Que, l'angine guérie, la diphthérite puisse tuer le malade, je ne le nie pas, et dans notre observation II relative à l'enfant Moreau, nous en fournissons même un exemple frappant. Mais doit-on, dans le traitement, ne s'attaquer qu'à l'affection générale et laisser de côté tout traitement local ? Quand nous voyons toujours débuter la maladie par un point localisé, pharynx, larynx, bronches ou fosses nasales, ne nous est-il pas permis de croire que ce point est le lieu d'introduction du poison et qu'il serait peut-être possible de l'y surprendre et de le détruire ? Quelque forte que soit la conviction du médecin sur la nature essentiellement générale de l'affection, il me paraît presque impossible qu'il ne tente pas de le faire. Cette fausse membrane que vous voyez n'est, me dira-t-on, qu'un produit de l'affection, et votre malade est déjà empoisonné quand elle apparaît. Mais pourquoi apparaît-elle toujours comme premier phénomène et pourquoi cette intoxication que j'admets, que je reconnais, ne s'annonce-t-elle que plus tard ? On a observé des diphthérites d'emblée sans apparition de pseudo-membranes, mais ces productions n'ont-elles pas pu passer inaperçues et avoir débuté dans des endroits inaccessibles à nos moyens d'exploration. La fausse membrane limitée à son début ne cause que peu de douleur et vous voyez des malades dont les amygdales sont couvertes de ces fausses membranes, qui ne s'en aperçoivent qu'à peine. De ce que cette production n'est pas inoculable, doit-on conclure qu'elle n'est pas susceptible de prolifération et qu'on peut la négliger impunément ? La muqueuse sous-jacente n'est que peu attaquée et presque à l'état normal, personne n'a osé dire qu'elle le fût complétement. Si l'altération matérielle, physique, est peu apparente, elle l'est cependant ; puis, cette altération ne serait-elle pas visible, qu'il y a bien certainement une altération, une modification dynamique. De ce que le virus nous est inconnu, pouvons-nous le nier ? Et justement parce qu'il nous est inconnu, nous devons l'attaquer là où il manifeste primitivement sa présence.

On a depuis quelque temps, dans nos pays, beaucoup vanté un nouveau traitement de l'angine couenneuse par les balsamiques (cubèbe et copahu). — Notre honorable collègue, le docteur Trideau, qui en est l'inventeur, s'en est beaucoup loué et a recueilli un grand nombre d'observations dans lesquelles ce traitement a réussi. Un certain nombre de praticiens de Paris et de la Mayenne témoignent de l'excellence de cette médication. M. le docteur Trideau fait de l'angine diphthéritique une affection générale de nature catarrhale, guérissable par les balsamiques. Sans vouloir faire à ce propos une guerre sur les mots, nous transcrirons cependant l'article CATARRHE du *Dictionnaire de diagnostic médical* du docteur Woillez : « On ne voit nullement la nécessité de conserver l'expression de catarrhe ou de maladies catarrhales dans la pathologie, si ce n'est comme expression d'un phénomène d'hypersécrétion accidentelle des muqueuses. Cette hypersécrétion constitue simplement un symptôme ou signe, ordinairement lié à l'inflammation aiguë ou chronique des muqueuses, à des flux sans inflammation, quelquefois à la simple congestion des muqueuses. » (Page 173). Qu'il y ait un élément catarrhal dans l'angine couenneuse, personne ne peut le nier, et encore est-ce un catarrhe spécial avec fibrine mêlée au mucus; mais que ce soit toute la diphthérie, la simple observation de la maladie démontre le contraire. Que les balsamiques soient utiles dans le traitement de ce symptôme, c'est possible; mais je m'en méfie et je dirai pourquoi : c'est qu'ils empêchent l'alimentation et qu'ils peuvent produire des accidents, comme nous le verrons. Et si le cubèbe ne guérissait pas la période inflammatoire, ce qui arrive souvent, on serait impuissant à traiter la période septique. Que mon confrère, le docteur Trideau, me pardonne de n'être pas de son avis, mais les expériences que j'ai vu faire de sa méthode et que je signalerai plus tard, sont loin de m'en avoir démontré l'efficacité.

Je le répète : l'intoxication dans l'angine diphthéritique est bien certaine, mais je ne la crois que secondaire, et le point d'introduction du poison est bien évidemment, le plus souvent, un point des conduits aériens. Suivant moi, il est même nécessaire que la muqueuse soit excoriée ou dépourvue d'épithélium pour être apte à recevoir et à absorber le poison. Les cas d'intoxication diphthéritique par la surface d'un vésicatoire, par la plaie résultant de la chute du cordon ombilical chez les enfants, par la vulve; l'apparition des fausses membranes sur ces parties pendant le cours de la maladie, viennent corroborer cette manière de voir. Puis cette intoxication a pour moi plus d'un lien de parenté avec celle qui cause le choléra, le typhus, la fièvre typhoïde, la fièvre pernicieuse, l'anthrax même.

De même qu'il est commun d'observer un cas de choléra léger engendrant un autre cas de choléra mortel, une fièvre typhoïde légère occasionnant chez d'autres personnes des fièvres typhoïdes graves, qui se terminent d'une manière funeste, de même une angine couenneuse bénigne peut produire des diphthérites malignes et souvent mortelles. Le principe contagieux est bien le même, il est bien identique; mais ce qui diffère, c'est le terrain sur lequel il s'implante et se développe, ce sont les conditions morales et physiques.

Si dans la fièvre typhoïde on s'applique à combattre par les évacuants un des produits de l'intoxication qui se manifeste principalement dans le tube intestinal, et si, par cette méthode éprouvée et généralement adoptée, on arrive à des résultats satisfaisants; combien, à plus forte raison, doit-on s'appliquer, dans l'angine couenneuse, à détruire sur place, à l'aide de certains modificateurs énergiques, les produits de l'intoxication; produits qui peuvent, sinon l'engendrer, au moins l'augmenter et en favoriser le développement. Dans l'état actuel de nos connaissances, c'est un devoir pour le médecin de le faire.

Dans l'anthrax, la pustule maligne, le praticien ne fait-il pas tous ses efforts pour détruire par la cautérisation d'abord, par l'excision même, le principe morbide fixé sur une partie quelconque du corps?

Ne cherche-t-il pas, en enlevant, en détruisant des parties mortifiées, envahies, par des modificateurs spéciaux (et les plus énergiques, les plus prompts sont les meilleurs), à retirer du foyer des matériaux d'infection, afin d'empêcher les vaisseaux absorbants de transporter dans l'économie déjà infectée de nouveaux principes d'empoisonnement?

Ces remarques nous semblent pleinement justifiées par un nombre de cas à terminaison fatale, que nous avons constatés chez les malades qui réclamaient les secours de la médecine, lorsque l'affection, remontant à plusieurs jours, avait déjà pris une extension considérable et profonde dans la gorge, compromis non-seulement le système ganglionnaire de la région cervico-maxillaire, opposé un libre cours aux boissons, mais encore compromis l'économie tout entière en favorisant une affection particulière, profonde, accompagnée d'un appareil typhoïde adynamique.

Toujours nous avons vu, au début, les phénomènes de l'intoxication croître avec les accidents locaux et se développer en proportion de ces derniers. Et quand nous étions parvenu à arrêter le développement des fausses membranes, les symptômes généraux de l'empoisonnement diminuaient et s'apaisaient. N'aurions-nous, dans ces cas, que facilité l'alimentation et l'introduction des toniques, ne serait-ce pas déjà un grand succès?

Ne constate-t-on pas dans l'anthrax, comme dans l'angine couenneuse, la répugnance pour toute espèce d'aliments, l'abattement, la prostration, le découragement, la décoloration des tissus, principalement de la face, une sorte d'indifférence pour l'existence elle-même, et cette transition, pour ainsi dire insensible, de la vie à la mort? N'est-ce pas encore par l'usage des mêmes agents thérapeutiques, *intus et extra*, que l'on parvient à modifier cet état, à ranimer une existence qui s'éteint et à procurer la guérison?

Cette marche parallèle de l'intoxication et des phénomènes locaux, sur laquelle nous ne saurions trop insister, parce que constamment elle s'est offerte à notre observation et qu'elle nous a paru toujours la règle absolue dans les épidémies de notre région, chez les enfants notamment, où elle se manifeste d'une manière plus évidente, n'étant contrariée par aucune influence morale, n'a pas peu contribué à nous corroborer dans notre opinion et dans l'institution de notre traitement. Nous pouvons citer à l'appui de nos idées l'observation I, que nous prenons pour type et que nous pourrions faire suivre d'un grand nombre d'autres, si elle n'était suffisante pour éclairer la question. Après les considérations que nous venons de développer, il est facile de reconnaître que le traitement local est, suivant nous, celui qui doit d'abord et d'une manière spéciale fixer l'attention des médecins. Je n'hésite pas à dire que cette opinion est partagée par la grande majorité des praticiens, et j'ajoute qu'en ne se plaçant pas à ce point de vue, on s'expose à des revers considérables. Ainsi donc, on doit s'appliquer tout d'abord à désorganiser, à dissoudre et à expulser les produits de la diphthérite; puis à modifier la vitalité des surfaces de la muqueuse affectée, tout en se préparant par le traitement général, et l'alimentation, et les toniques, une résistance à l'intoxication. L'observation N° 3, nous offre un exemple frappant de l'utilité de la médication que nous préconisons. Nous aurions pu transcrire un grand nombre d'autres observations dont les résultats ont été aussi favorables, si nous n'eussions eu la crainte de donner à notre travail, et sans profit réel, une étendue trop considérable.

CHAPITRE PREMIER

TOPOGRAPHIE

L'arrondissement de Mortagne occupe la partie du sud-est du département de l'Orne ; il est traversé vers le centre par les collines du Perche, qui donnent naissance, dans le versant du nord, à l'Eure et à la Rille, dans le versant du Sud, à l'Huisne et à la Sarthe.

Vers le nord-est, entre la Rille et les collines du Perche, se trouve un plateau terminé au midi par les forêts de la Trappe, du Perche et de Réno-Val-Dieu.

La partie qui s'étend au sud des collines du Perche et qui comprend les cantons de Pervenchères, Bellême, Nocé et le Theil, est une suite de vallées et de prairies séparées entr'elles par des coteaux peu élevés. Il nous paraît important, au point de vue de l'étiologie, de faire remarquer que les épidémies d'angine couenneuse ont principalement sévi dans ces divers cantons et qu'elles s'y sont montrées plus d'une fois : entre autres, l'épidémie qui vient de faire un nombre si considérable de victimes parmi les populations des cantons de Pervenchères, du Mesle et de Bazoche.

Le canton de Bazoche est situé dans la vallée de l'Hoëne, affluent de la Sarthe par la rive gauche ; quelques-unes des communes qui lui appartiennent ont été envahies plusieurs fois par la diphthérite épidémique, notamment les communes de Soligny, Sainte-Céronne, Saint-Ouen et le chef-lieu. Dans la plupart de ces épidémies, que nous avons étudiées avec soin, la maladie a souvent revêtu la forme maligne et fait un grand nombre de victimes, sur les enfants notamment.

Le canton de Pervenchères est situé au milieu de belles

prairies, il est arrosé par un petit affluent de la Sarthe ; plusieurs des communes de ce canton ont été, à des époques différentes, envahies par des épidémies de diphthérie.

Le canton du Mesle-sur-Sarthe sert, pour ainsi dire, de point d'union aux deux autres cantons qui le bornent au sud-ouest et au nord-est ; les environs de son chef-lieu sont d'une fraîcheur admirable, composés d'immenses prairies arrosées par la Sarthe ; ce canton a été plusieurs fois déjà le théâtre d'épidémies de diphthérie.

Après cette description topographique, il est facile de reconnaître que les cantons de Pervenchères, du Mesle et de Bazoche sont situés dans une vallée, que par conséquent ils sont soumis à toutes les causes d'humidité inhérentes à cette position. Les terres humides et marécageuses, d'après l'opinion de savants adonnés aux études météorologiques, s'échauffent moins pendant le jour et se refroidissent moins aussi pendant la nuit, que les terres sèches et cultivées ; elles donnent lieu en outre, à la formation d'abondantes vapeurs qui abaissent la température à la surface du sol ; il est également remarquable que l'altitude des reliefs du sol est peu considérable d'une part et que la situation de ces reliefs, d'une autre part, n'oppose pas un obstacle sérieux au courant des vents du nord-ouest.

Les cours d'eau assez importants qui sillonnent cette vallée contribuent à augmenter les causes d'humidité et les résultats qui en sont la conséquence. Ces cantons, comme il est facile de le reconnaître après ce court exposé, offrent une surface plutôt ondulée qu'accidentée ; elle est, je le répète, composée presque en totalité d'herbages, de prés et prairies artificielles et de terres de labour ; comme on y rencontre une assez grande étendue de terrains imperméables, cela a permis d'en convertir une partie en prairies naturelles ; quant aux terrains perméables, ils sont de bonne qualité : on les a ensemencés en céréales ; on n'y remarque pas de terrains incultes, fort peu de bruyères, si ce n'est celles qui terminent les parties boisées.

La constitution géologique de la région occupée par les trois cantons du Mesle, de Pervenchères et de Bazoche est fort peu variée : on n'y trouve que la partie moyenne et supérieure des terrains oolithiques et le terrain crétacé inférieur. Toute la vallée de l'Hoêne, depuis Saint-Hilaire-lès-Mortagne jusqu'à son affluent avec la Sarthe, jusqu'à Hauterive, appartient au terrain de l'oolithe moyenne. Tout le pays au sud de la ligne qui va de Mortagne au Mesle, appartient au terrain crétacé.

Ainsi, en négligeant les irrégularités, les cantons de Bazoche et du Mesle, jusqu'à la route de Mortagne à Alençon, sont du terrain oolithique; tout le canton de Pervenchères est du crétacé.

Le terrain oolithique est composé presque entièrement de calcaires argileux et d'argiles qui le rendent peu perméable, et conserve çà et là des eaux stagnantes. Tout le monde sait, du reste, que les eaux de ces terrains ne contiennent rien de nuisible à la santé ; elles sont calcaires, souvent un peu trop, mais il est facile de les assainir par le repos à l'air ou par l'agitation ; elles sont ferrugineuses, ce qui est un bien, et elles sont bien rarement séléniteuses, ce qui est un grand avantage.

Le terrain crétacé, dans notre contrée, est généralement composé de trois éléments : le grès vert, la craie tuffeuse et la craie blanche. Le grès vert n'est pas du grès, mais du sable généralement perméable, parsemé de grains verdâtres. Les deux autres éléments sont plus ou moins argileux et imperméables : voilà encore des terrains souvent propres, trop propres même, à garder l'eau quand la disposition superficielle s'y prête un peu. Les eaux potables ont les mêmes qualités que celles des terrains oolithiques et peuvent être très-bonnes.

CHAPITRE II

CLIMAT ET MÉTÉOROLOGIE

Le climat des cantons réunis, sur lesquels repose notre relation, est tempéré, plus froid cependant que celui de Paris ; le printemps est généralement pluvieux ; l'été et l'automne assez secs, l'hiver fort variable, tantôt froid et tantôt neigeux, tantôt humide et pluvieux.

Les orages ne sont pas très-rares, les brouillards sont intenses et fréquents.

Les vents d'ouest et de sud-ouest soufflent pendant 190 jours environ ; ils sont les précurseurs de la pluie ; les arbres sont tous inclinés de l'ouest à l'est. Les vents de l'est, du nord et du nord-est soufflent pendant 130 jours : ils amènent ordinairement le beau temps ; les vents du sud sont les plus rares.

Les variations de température sont fréquentes : vers avril et au commencement de mai, les vents d'est, de nord-est, sont âpres et rigoureux : ils compromettent gravement la floraison des arbres avancés (espèces précoces).

La température moyenne pour toute l'année est 12° cent. Le maximum en juillet dépasse 30° cent. En décembre, elle descend jusqu'à — 12°. L'hiver de l'épidémie, elle a varié ; elle est descendue à — 11°.

Pour ce qui concerne les observations météorologiques faites pendant l'épidémie, je ne puis mieux faire que de placer sous les yeux des personnes qui liront cet opuscule les tableaux que je dois à la science et à l'obligeance de M. de la Tournerie, ingénieur en chef des ponts et chaussées du département, et de mon confrère et ami le Dʳ Rouyer, chirurgien en chef de l'Hôtel-Dieu de Laigle.

STATION D'ALENÇON.

	1874			1875		
	OCTOBRE.	NOVEMBRE.	DÉCEMBRE.	JANVIER.	FÉVRIER.	MARS.
Température .. { Maxima : Moyenne : Minima :	22°2 11 0 — 1 5	19°2 7 2 — 5	12°7 1 6 —13 5	12°0 6 2 — 9 6	11°1 2 11 —6	18°0 5 63 —5
Variations baro- { Hauteurs rectifiées. métriques .... { Maxima : 773mm57 Moyenne : 765 26 Minima : 755 07	 775mm27 705 48 745 17	 774mm01 760 87 744 27	 780mm89 768 80 758 57	 777mm75 765 91 746 07	 777mm07 768 10 755 93
Nombre de jours de pluie......	8	7	9	16	7	3
Nombre de jours de neige	Pas d'observation spéciale.					
Quantité d'eau tombée......	Hauteur en millim. (1) 38mm9	46mm	74mm30	98mm80	49mm	17mm5
Direction des { Ouest à Sud .. 26 vents .... { Sud à Est ... 1 Est à Nord... 3 Nord à Ouest. 2	 12 2 12 4	 10 » 11 7	 21 » 3 4	 8 1 18 1	 6 2 20 3
Nombre de jours de beau temps.	23	23	22	15	21	28

	1875					
	AVRIL.	MAI.	JUIN.	JUILLET.	AOUT.	SEPTEMB.
Température .. { Maxima : Moyenne : Minima :	24°5 9 39 — 2 5	27°6 11 33 2	29°3 16 1 4 9	28° 6 4 4 1	34° 18 78 8 2	27°5 17 06 6
Variations baro- { Hauteurs rectifiées. métriques .... { Maxima : 776mm07 Moyenne : 765 05 Minima : 749 69	 776mm85 765 90 757 26	 772mm31 764 77 758 57	 775mm11 764 70 755 14	 773mm07 765 90 760 57	 773mm42 766 41 761 39
Nombre de jours de pluie......	7	6	11	12	5	16
Nombre de jours de neige	Pas d'observation spéciale.					
Quantité d'eau tombée......	Hauteur en millim. (1) 28mm2	22mm4	61mm	72mm2	18mm3	17mm8
Direction des { Ouest à Sud .. 11 vents .... { Sud à Est ... 3 Est à Nord... 11 Nord à Ouest. 2	 11 1 13 6	 21 1 5 3	 12 1 10 8	 11 2 13 5	 16 2 9 3
Nombre de jours de beau temps.	23	25	19	19	26	11

(1) Ces hauteurs comprennent la neige après fusion.

STATION DE LAIGLE.

	1874.			1875.		
	OCTOBRE.	NOVEMBRE.	DÉCEMBRE.	JANVIER.	FÉVRIER.	MARS.
Température..	Maxima : 14.78 Moyenne : 9.76 Minima : 4.73	10.03 5.83 1.62	3.62 0.02 —2.89	8.40 5.16 1.92	4.18 0.98 —2.21	8.16 4.33 0.50
Variations barométriques.	Moyenne : 763.45	764.05	759.27	765.61	763.97	767.05
Pluie........ Neige........	La quantité d'eau tombée exprime les quantités de pluie ou de neige après fusion.					
Quantité d'eau tombée.....	53.2	60.7	163.2	92.4	47.7	20
Direction des vents......	S. O.	N. E.	0.	0.	N. E.	N.
État hygrométrique......	70	71	87	84	82	73

	1875.					
	AVRIL.	MAI.	JUIN.	JUILLET.	AOUT.	SEPTEMB.
Température..	Maxima : 14.82 Moyenne : 7.76 Minima : 0.69	20.25 12.74 5.23	21.33 15.29 9.25	20.91 15.54 10.10	23.37 17.12 10.86	22.87 16.19 9.19
Variations barométriques.	764.58	765.43	764.09	764.35	766.19	766.03
Pluie........ Neige........	La quantité d'eau tombée exprime les quantités de pluie ou de neige après fusion.					
Quantité d'eau tombée.....	24.2	29.3	47.9	87.9	68.40	51.6
Direction des vents......	N. E.	N.	0.	0.	N. O.	S. O.
État hygrométrique......	48.3	51	59.3	65	62	62

Il n'existe pas au Mesle de station météorologique : Laigle est à une distance de 38 kilomètres de ce bourg, Alençon à une distance de 30 kilomètres; ajoutons que cette ville est située comme le Mesle dans la vallée de la Sarthe. Il est facile de comprendre que les observations météorologiques qui ont été faites dans ces deux stations ne doivent pas différer sensiblement de celles qui auraient été faites dans les cantons envahis par l'épidémie; il est en outre facile, en comparant et rapprochant les observations qui se trouvent consignées sur ces tableaux, de se faire une idée exacte des conditions météorologiques qui ont existé pendant le règne de l'épidémie.

CHAPITRE III

CONDITIONS INDIVIDUELLES

Perfectionnement. — Le perfectionnement est incontestable au point de vue des habitations, des vêtements et de la nourriture, même pour les classes peu aisées.

L'agriculture principalement a fait des progrès notables; l'instruction s'est répandue.

Appauvrissement. — L'appauvrissement, qui frappe depuis un assez grand nombre d'années les classes moyennes et plus spécialement encore les classes inférieures de la société, doit être attribué en partie au prix élevé des denrées alimentaires; il est d'autres causes qui sont permanentes et sur lesquelles on ne saurait trop s'appesantir. Je veux parler de l'habitude du jeu, de l'abus des liqueurs alcooliques, passions qui depuis quelques années ont pris une extension considérable; ajoutez les dépenses exagérées en bijoux, en vêtements de luxe chez des filles et des femmes d'artisans, de cultivateurs, qui n'ont d'autre ressource que leur travail. Joignons encore à ces causes le chômage forcé pendant l'hiver pour quelques professions, puis l'usure, et enfin l'ambition, chez quelques cultivateurs, d'acquérir des terres dont la valeur est bien supérieure aux capitaux dont ils disposent.

Dans la partie rurale, les habitants se livrent presque exclusivement à l'agriculture comme propriétaires, comme fermiers ou comme journaliers.

Dans le bourg, les professions sont ainsi réparties :

Salaires non taxés pour la plupart de ces professions.

Tisserands.	Aubergistes et cafetiers.
Journaliers.	Épiciers.
Maréchaux et serruriers.	Bouchers.
Charrons.	Sabotiers.
Maçons.	Rentiers.
Charpentiers.	Fonctionnaires.
Boulangers.	Domestiques.

Beaucoup de femmes et de filles du bourg, entre autres celles de la partie rurale qui ne s'adonnent pas aux travaux des champs, se livrent à l'industrie des gants. Les enfants sont employés à garder les bestiaux dans les champs ou à conduire les chevaux attelés à la charrue.

Salaires. — Le salaire des artisans et des journaliers donne pour moyenne 2 francs; il en est un grand nombre qui ne gagnent que 75 centimes en hiver et un franc en été, nourriture en plus; quelques-uns gagnent jusqu'à 2 francs. Le travail marchandé ou par entreprise procure un gain généralement plus considérable. Le salaire des moissonneurs varie de 75 centimes à 3 francs 50, outre la nourriture.

C'est principalement depuis quatre années que les salaires de la plupart des journaliers et des artisans sont devenus insuffisants : ils ne leur permettent plus de se procurer que des substances alimentaires avariées et dont la quantité n'est pas toujours en rapport avec leur appétit; un grand nombre d'individus mangent de la viande de boucherie cinq ou six fois par semaine, quelques autres au contraire rarement. En présence de salaires aussi réduits que ceux que nous venons de citer, on est tout naturellement amené à se demander comment l'homme qui n'a pas d'autre ressource pour soutenir une famille entière, peut lui donner le pain, le vêtement, le chauffage et l'habitation. Les faits de tous les jours sont là pour répondre que cet homme, aussitôt que sa famille s'accroît, voit la misère fondre sur la maison. Qui ne se sentirait pénétré d'admiration pour ces rudes habitants des campagnes qui n'exhalent jamais aucun murmure, bien que, souvent accablés de souffrances de toute sorte, ils n'aient d'autre perspective pour eux et pour leur famille que les privations et la misère.

Une élévation des salaires est donc indispensable ; les gages des domestiques, qui étaient de 80 francs pour les femmes et 140 pour les hommes, ont subi une augmentation assez considérable : ils s'élèvent à 150 francs pour les premières et à 400 francs pour les seconds ; les salaires des artisans et des journaliers ont subi des modifications analogues.

On pourra donc ainsi espérer de préserver, en partie du moins, les enfants du vagabondage et de la mendicité : car il faut compter encore, parmi les causes d'indigence, l'habitude de mendier, qui devient une profession pour quelques familles ; on y style les enfants, et les règlements de police paraissent impuissants à réprimer ce désordre dans les circonstances actuelles. La charité mal entendue et des aumônes faites sans discernement sont, en effet, plutôt propres à entretenir dans le vice, la fainéantise et le vagabondage une partie de la classe indigente.

Parmi les causes d'appauvrissement, nous signalons encore, pour les fileuses, l'invasion dans le commerce des fils préparés à la mécanique.

Heures de travail. — Le travailleur, dans la partie rurale, commence ordinairement sa journée avec le lever du soleil et il la continue jusqu'à l'arrivée de la nuit ; dans le bourg, l'artisan veille généralement l'hiver. Enfin les journées sont de 12 et 14 heures ; trois heures sont consacrées aux repas.

Influence de quelques professions sur la santé. — On observe assez fréquemment chez les tisserands, qui travaillent dans des caves humides, privées d'air et de lumière, des altérations du sang telles que des chloro-anémies et des scrofules ; ces maladies deviennent plus rares chaque jour chez ces artisans, grâce à une meilleure connaissance des règles de l'hygiène.

On remarque assez fréquemment aussi diverses affections des yeux chez les personnes qui se livrent à la fabrication des gants.

Loisirs. — Les jours de loisir sont les dimanches et fêtes : un grand nombre d'individus les passent en famille ou en profitent pour cultiver un champ, un jardin ; quelques-uns, les jeunes gens, notamment, emploient ce temps à jouer ou à boire ; il est aussi des pères de famille qui les imitent et dépensent dans un jour le gain de la semaine.

L'abus du cidre et celui bien plus dangereux encore de l'eau-de-vie, en même temps qu'une alimentation insuffisante pour les classes pauvres, tiennent en général les habitants dans un état permanent de débilité, qui les fait mal résister aux causes capables de troubler l'équilibre de leur organisme. Lorsqu'il existe d'abondantes récoltes de fruits à cidre, les cultivateurs aisés trouvent de l'avantage à transformer le cidre en eau-de-vie : dans ces conditions, on a remarqué que quelques-uns d'entre eux, chez lesquels on n'avait jamais constaté que des habitudes de sobriété, se laissaient volontiers aller à la consommation de cette liqueur fermentée.

CHAPITRE IV

HABITATIONS

Il est bien peu d'individus qui emploient leurs loisirs au profit de leur instruction ou au développement de leur intelligence.

Les habitations des bourgs, celles surtout qui sont construites depuis quelques années, offrent, comme nous l'avons déjà signalé, un certain cachet de propreté et d'élégance; elles se font remarquer par un certain soin de l'hygiène et de la salubrité : il est vrai que l'instruction et la civilisation ont fait des progrès remarquables dans cette partie de l'arrondissement.

Les maisons ont toutes, pour ainsi dire, un étage; les plus modernes sont construites en moëllons, briques, chaux et sable; les plus anciennes sont recouvertes en tuiles et en ardoises; la plupart de ces habitations possèdent des caves.

Dans la campagne on rencontre encore un assez grand nombre d'habitations qui offrent les mêmes conditions de salubrité; mais les autres sont construites en terre, avec charpentes en bois, recouvertes en tuiles ou en chaume. Il n'existe pour ces habitations qu'un rez-de-chaussée sans cave, surmonté d'un grenier dont le plancher couvert d'argile est destiné à recevoir la moisson ou les fourrages.

Dans la pièce principale donne une porte qui conduit à la laiterie; cette porte est toujours située à la tête du lit; par là s'échappent des odeurs infectes de fermentation putride; la même chambre est percée de deux autres portes; l'une conduit à l'écurie et l'autre au cellier, du moins il en est presque toujours ainsi. Une seule porte donne au dehors; une petite fenêtre laisse pénétrer les rayons du soleil. Le plafond est le plus souvent bas et garni de fromages qui sont à dessécher; cette pièce renferme parfois jusqu'à deux ou trois lits.

La cheminée, haute et large d'ouverture, sert à grouper autour de son foyer les habitants de la ferme que le loisir ou le mauvais temps retiennent chez eux. Une longue table, ordinairement bien cirée, occupe le milieu de cette pièce et sert pour les repas.

Devant la porte d'entrée des fermes et en général dans presque tous les villages, on compte comme causes d'insalubrité les plus constantes, les flaques d'eau des chemins, puis les marécages, tantôt servant d'abreuvoir, tantôt utilisés au rouissage du chanvre (on choisit de préférence pour cette opération les eaux courantes); puis aussi des mares, qui reçoivent les eaux ménagères et celles qui s'écoulent des étables et des écuries. Dans l'été, quelques-unes de ces pièces d'eau sont desséchées et de leur sol impur s'échappent des émanations putrides qui produisent quelquefois des fièvres intermittentes.

Les écuries sont généralement bien exposées, larges et élevées; elles sont remarquables par leur propreté; elles ne sont pas trop peuplées; un grand nombre d'ouvertures permettent à l'air extérieur d'y pénétrer. Les étables et bergeries, au contraire, sont basses, étroites, mal aérées et d'une mauvaise orientation; leur sol inégal et fangeux n'offre point assez de pente à l'écoulement des urines. Les animaux sont pressés outre mesure; ils sont sans litière ou piétinent sur une paille toujours humide et réduite à l'état de fumier.

Parmi les habitants des fermes et des villages, on n'a point à déplorer d'agglomération excessive; dans les fermes, les domestiques couchent généralement dans les écuries et les étables.

CHAPITRE V

ALIMENTATION ET VÊTEMENTS

Alimentation de la partie rurale. — La nourriture des habitants de cette partie de la commune se compose habituellement d'un peu de beurre et de laitage, mais principalement de fromage, de pain de blé et seigle (méteil), d'orge et de blé (mouture), rarement de froment pur, jamais de sarrazin. Chez le fermier pauvre, chez les journaliers, ces céréales ne sont pas toujours de bonne qualité; leur farine grossière sert à confectionner un aliment lourd et d'une difficile digestion; la pâte n'est ni assez fermentée, ni assez cuite. Ces aliments déterminent chez les vieillards des maladies plus ou moins graves des voies digestives, maladies qu'une alimentation de meilleure qualité fait disparaître souvent assez rapidement.

On y consomme encore les lentilles, les pois, les haricots, les harengs et les salaisons, enfin la pomme de terre, qui constitue en grande partie la nourriture du pauvre et celle de quelques animaux. (La maladie de ce tubercule ne nous a point paru avoir d'influence sur la santé de ceux qui le consomment.)

Les gens aisés, souvent dans la semaine, mais toujours le dimanche, composent un ou deux de leurs repas de viande dite de boucherie.

On fait généralement quatre ou cinq repas: la soupe maigre fait la base de trois au moins. Les fruits acides entrent pour beaucoup dans leur composition. Lorsque les pommes sont communes, on en donne pour ainsi dire à discrétion aux journaliers et aux domestiques.

Les viandes viennent des bourgs, elles ne sont pas de mauvaise qualité : vache, veau et mouton selon la saison. Le débit en est cependant peu surveillé, quoique cette question mérite toute l'attention de l'autorité.

Alimentation de la partie agglomérée. — La nourriture des habitants des bourgs est généralement meilleure ; ils consomment beaucoup plus de viande de boucherie et de porc frais que dans la partie rurale ; le pain, cuit chez des boulangers, ne laisse rien à désirer sous le rapport de la composition et de la préparation.

Pour toute la commune la boisson est le cidre de pommes et plus rarement de poires. Il n'est pas rare de rencontrer aujourd'hui chez les cultivateurs aisés du vin en pièce et en bouteille ; dans les années de disette, on consomme une boisson de fruits cuits que l'on obtient par macération. Durant ces périodes désastreuses, les pauvres font usage d'un liquide presque incolore, suffisant pour désaltérer, mais impropre à soutenir les forces ou à les réparer.

Dans le bourg, on boit une assez grande quantité de vin, chez quelques artisans et notamment chez les propriétaires aisés. Dans les auberges, on consomme de l'eau-de-vie et du café, principalement de l'eau-de-vie et des liqueurs ; enfin de la bière fabriquée au chef-lieu du département.

Depuis quelques années, le nombre des cafés et des auberges s'est accru d'une manière effrayante.

Les consommations ont suivi cette progression. Il en résulte que les dimanches et fêtes, et souvent même dans la semaine, le cultivateur, l'artisan, le célibataire ou le père de famille viennent se livrer au jeu et à l'ivrognerie.

Vêtements. — Dans les bourgs, les vêtements ne diffèrent point de ceux des villes ; dans la partie rurale, l'habitant porte deux costumes : un pour les jours de travail, l'autre pour le dimanche : vêtement de toile recouvert d'une blouse, bonnet de coton ou casquette, sabots, rarement des bas. Les femmes portent de la toile et de la cotonnade, des bonnets de mousseline, des bas de laine et des sabots.

On remarque le dimanche chez l'homme la blouse bleue brodée, en fil ou en coton, le vêtement de drap, le chapeau de soie ou de feutre, enfin les souliers ou les bottes. Les femmes portent des étoffes de laine et de coton, quelques-unes du mérinos et même de la soie. Les bonnets de mousseline, ornés de dentelles et de rubans, ont été remplacés par des chapeaux ornés de fleurs comme à la ville. Elles sont chaussées de bottines très-élégantes.

CHAPITRE VI

CONDITIONS GÉNÉRALES

État sanitaire. — L'état sanitaire n'est pas très-satisfaisant : outre les maladies endémiques, qui sont assez nombreuses, comme il est facile de le constater par la lecture du chapitre suivant, on observe assez fréquemment aussi les maladies sous la forme épidémique. On y a observé notamment des épidémies de fièvre typhoïde assez meurtrières, une épidémie de dysenterie à forme bilieuse et adynamique, et enfin l'épidémie régnante.

Les cas de croup sporadique sont assez fréquents.

Maladies des hommes. — Les habitants sont généralement doués d'une taille moyenne, d'une constitution assez forte; cependant j'ai constaté depuis une dizaine d'années, en assistant les conseils de révision, soit à titre de médecin, soit autrement, que les conscrits se faisaient remarquer par une taille moins élevée, par un appareil musculaire moins développé, par l'absence d'une certaine coloration des téguments, par une exsanguinité, si je puis m'exprimer ainsi, des vaisseaux capillaires, par une certaine dégénérescence dans la vitalité, enfin par défaut de taille; et j'ajoute que ces conseils se trouvent aujourd'hui dans la nécessité de visiter un nombre plus considérable qu'autrefois de jeunes gens pour arriver à former le contingent.

Les femmes sont d'une taille proportionnellement plus élevée, leur constitution assez forte, leur teint assez coloré; leurs cheveux ne se font pas remarquer par leur longueur ou leur épaisseur; leurs dents sont généralement mauvaises : cette particularité existe également chez l'homme.

Je suis assez disposé à attribuer ce phénomène à l'usage du cidre, usage qui contribue puissamment au développement des dyspepsies, affections communes à l'un et à l'autre sexe et à tous les âges. Les affections organiques de l'estomac, plus communes dans nos pays que dans les vignobles, doivent reconnaître pour cause l'abus du cidre et de l'eau-de-vie.

Les maladies endémiques sont celles qui se manifestent généralement dans nos climats tempérés et qui sont propres aux divers âges de la vie; dans l'enfance et l'adolescence : les méningites, le croup, la rougeole, la scarlatine, beaucoup plus rarement la dysenterie, la fièvre typhoïde; les scrofules et notamment les chloroses sont assez communes; les phthisies ne sont pas très-rares, elles marchent généralement rapidement vers une terminaison funeste. Les fièvres intermittentes sont fréquentes, souvent rebelles, quelquefois elles présentent un caractère pernicieux.

On a remarqué : Que les inflammations simples ou compliquées qui sévissent ordinairement pendant l'hiver et au printemps frappent les organes parenchymateux, les membranes séreuses ;

Que les maladies aiguës du poumon, des bronches, des plèvres, des articulations, avaient depuis longtemps une grande tendance à rentrer dans le type bilieux, intermittent ou typhoïde; en un mot qu'elles ne présentaient plus, comme il y a vingt-cinq ans et plus, un caractère franchement inflammatoire; que ces affections dégénèrent d'autant plus vite, pour revêtir la forme d'une fièvre grave ; que de plus leur terminaison était d'autant plus promptement fatale, que les émissions sanguines avaient été moins ménagées. Nous avons observé aussi qu'une médication évacuante, secondée par le concours de substances toniques et du sulfate de quinine en particulier, triomphait le plus souvent d'un grand nombre de ces maladies.

Le goître n'est pas très-rare, il affecte principalement les femmes ; les eaux potables ne sont cependant pas chargées d'une quantité notable de sels calcaires.

Il n'est pas absolument rare de constater des cas d'épilepsie, de monomanie et d'idiotisme.

Il existe aussi des affections syphilitiques.

Les grossesses et les accouchements se passent généralement d'une manière heureuse ; on observe quelques cas de grossesse double. Les mères nourrissent leurs enfants, quelques-unes artificiellement.

Parmi les causes générales des maladies qui sévissent sur la population de ces cantons, nos observations nous portent à signaler l'abus des liqueurs alcooliques, les excès de toute espèce, enfin la quantité insuffisante et la mauvaise qualité des denrées alimentaires.

Le terme moyen de la vie est de 48 ans environ : parmi les actes de décès enregistrés aux mairies, on constate une proportion remarquable de sexagénaires, de septuagénaires, d'octogénaires et même de nonagénaires.

Inhumations. — Il est rare que l'on attende vingt-quatre heures pour enlever un mort de son domicile ; les inhumations sont toujours précipitées, surtout lorsqu'il règne des maladies épidémiques. Les préjugés relatifs à la contagion sont tellement développés que, dans le but de se soustraire à son influence réelle ou non, les habitants des communes rurales principalement se hâtent, après douze ou dix-huit heures à partir du décès, d'enlever le cadavre.

La constatation des décès n'a point lieu ; les règlements de police relatifs à la profondeur des fosses sont régulièrement observés; les cimetières, pour la plupart, sont dans les conditions prescrites par le décret de l'an VIII.

Les chiffres de la mortalité et des naissances sont à peu près égaux. Le nombre des veuves est un peu plus considérable que celui des veufs.

Secours dans les maladies. — Il n'y a point de médecin pour le service spécial des pauvres de ces cantons; ils reçoivent des secours à domicile de tous les médecins qu'ils font appeler. Quant aux médicaments, il les doivent à la générosité du pharmacien du bourg ou de ceux des villes voisines; enfin quelques personnes bienfaisantes procurent aux nécessiteux des secours de toute espèce.

Il n'existe, dans la plupart des communes envahies par l'épidémie, ni hospice, ni sœurs de charité; cependant un petit établissement de sœurs de la Miséricorde a été fondé par les soins d'une dame pieuse, madame Barbot; malheureusement ces sœurs, qui sont au nombre de cinq seulement, ne suffisent pas à donner des soins à tous les malades, notamment en temps d'épidémie. Depuis huit ans environ, un bureau de charité a été organisé par les soins de M. de Magnitot, ancien préfet de l'Orne; mais ses ressources sont trop souvent insuffisantes.

Charlatanisme. — Les communes des cantons du Mesle, de Pervenchères et de Bazoche ne sont point à l'abri du charlatanisme : les guérisseurs sont nombreux dans le pays et ils exercent souvent sur l'esprit populaire une influence remarquable; ceux-là même que leur intelligence et leur éducation devraient garantir des erreurs pardonnables à la multitude, s'en laissent souvent imposer par des guérisseurs dont les cures merveilleuses sont proclamées par des ignorants ou des complices.

Pendant l'épidémie qui vient de régner dans ces communes, un grand nombre de malades ont reçu les soins d'un empirique : ils ont tous, pour ainsi dire, été victimes de leur confiance aveugle.

Les matrones ou les affranchisseurs font la médecine humaine et pratiquent un grand nombre d'opérations de petite chirurgie.

Vaccines. — La vaccine est régulièrement pratiquée par les médecins du Mesle et de Bazoche.

Les instituteurs n'admettent dans leur école que les enfants vaccinés ; aucun préjugé ne s'élève contre cette opération, qui est même réclamée avec empressement par les parents.

Les revaccinations nous paraissent utiles, nécessaires même, et cependant il n'est pas d'usage de revacciner dans ces communes. Après des cicatrices très-apparentes d'une bonne vaccine, nous avons quelquefois constaté des cas de variole confirmée et rarement des cas de varioloïde.

Ce qui prouve en faveur des revaccinations, c'est principalement en temps d'épidémie que nous avons constaté leur utilité : en effet des revaccinations pratiquées en masse ont toujours arrêté le développement de l'épidémie.

Filles-mères. — On compte peu de filles-mères dans ces communes ; elles élèvent leurs enfants ; elles savent presque toutes lire et écrire.

On doit généralement attribuer la faute de ces malheureuses à un défaut de moralité, à la violence des passions, à l'amour de la parure, à la domesticité chez un maître immoral, aux promesses de mariage, à l'absence d'éducation et de surveillance, aux mauvais exemples, à l'habitation en commun, quelquefois à la misère.

Nous avons constaté dans ces communes et dans plusieurs autres de l'arrondissement, en qualité de médecin légiste, depuis douze ans environ, un nombre beaucoup plus considérable de cas de viol ou d'attentats à la pudeur, voire même d'infanticide. Quant aux tentatives d'avortement, nous ne doutons pas qu'elles ne soient assez fréquentes, mais le plus souvent infructueuses.

Bien que le tour qui était autrefois établi à l'hôtel-Dieu de Mortagne soit légalement supprimé, les filles-mères savent parfaitement qu'après le dépôt fait sur le seuil de la porte de cet hospice et après un signal donné, leur enfant sera recueilli par les religieuses et envoyé au chef-lieu du département.

Le rétablissement complet et officiel du tour nous paraîtrait bien préférable à une demi-mesure palliative qui n'empêche pas toujours les tentatives d'avortement et les crimes d'infanticide.

Nourrices. — Les nourrices ne sont surveillées que par les parents qui leur confient des enfants ; elles sont soigneuses, intelligentes et possèdent un lait aussi riche qu'abondant, aussi leurs nourrissons sont-ils superbes.

Depuis vingt-cinq ans environ, l'administration de la ville de Paris envoie ses élèves dans ces communes. Ces enfants sont confiés à des femmes qui subissent la surveillance des médecins d'abord ; admises par l'administration, ces nourrices sont en outre surveillées par un sous-inspecteur résidant au chef-lieu d'arrondissement et par un inspecteur envoyé par l'administration, à laquelle il fait un rapport général.

Médecin de cette administration, nous n'avons jamais perdu plus de huit enfants nouveau-nés sur cent.

Instruction. — Il existe dans toutes les communes de ces trois cantons des maisons d'école pour les enfants des deux sexes ; elles sont saines et convenables sous tous les rapports ; elles sont pourvues de cours pour les récréations, de lieux d'aisances, etc. Elles sont dirigées par des instituteurs très-capables, et l'instruction qu'ils donnent est réellement bonne ; leur classe est bien tenue ; leur conduite est irréprochable ; les notes qu'ils obtiennent de l'inspecteur sont généralement bonnes.

D'autres maisons d'écoles, destinées aux jeunes filles, sont dirigées par des sœurs de la Providence de Séez ; la maison-mère envoie constamment ses meilleurs sujets : aussi l'éducation et l'instruction que les enfants y reçoivent ne laissent vraiment rien à désirer.

Les parents ne sont pas très-réguliers en tout temps à envoyer leurs enfants à l'école ; à certaines époques, les habitants de la partie rurale principalement les conservent auprès d'eux pour être secondés dans leurs travaux.

Les pauvres envoient leurs enfants à l'école : pour eux l'admission est gratuite.

L'instruction est élémentaire, morale et religieuse.

On enseigne à lire, à écrire et à calculer.

Préjugés. — Les facultés intellectuelles de quelques habitants, de la partie rurale principalement de ces cantons, sont peu développées ; la crédulité, ainsi que la croyance aux sorciers et aux guérisseurs, y sont assez communes ; ils accueillent avec empressement toutes les innovations qui offrent à leur esprit quelque chose de vague et de surnaturel ; ils accueillent de même les remèdes plus ou moins secrets. Quelques-uns croient encore aux sorts : ils se servent de formules de prières ou d'amulettes pour conjurer les maux ou les gens qu'ils redoutent.

Ils plongent les enfants dans les fontaines pour les guérir de certaines éruptions ou du rachitisme ; ils entreprennent des voyages auprès de certains saints pour faire disparaître ces éruptions ; ils se font toucher par quelques individus pour se débarrasser, eux ou leurs enfants, du carreau ou des écrouelles. Ils absorbent de grandes quantités de baratté (lait de beurre) pour se guérir de la dysenterie. Dans les cas de chutes et pour les blessures ils emploient du cidre, du poiré ou du vin blanc dans lequel ils ont fait macérer les matières fécales du chat ; enfin ils font usage d'eau bénite pour se débarrasser des fièvres intermittentes rebelles.

Il est facile de comprendre à quel point la plupart de ces préjugés sont nuisibles ; combien de fois, en effet, n'ont-ils pas prolongé les maladies! combien de fois aussi n'en ont-ils pas causé de nouvelles!

Nés de l'ignorance, ces préjugés maintenant, sous l'influence d'une instruction qui se répand de jour en jour dans nos campagnes et grâce aux progrès incessants de la civilisation, tendent à se perdre peu à peu et finiront par disparaître complétement.

Moralité. — La majeure portion de la population de ces cantons, la partie rurale notamment, offre des vertus réelles, une piété sincère, un attachement naïf aux usages anciens, un amour vrai et profond pour le sol natal, le goût et l'habitude du travail, de l'ordre, de l'économie; en un mot, la moralité est généralement bonne, ainsi que l'esprit public, et la justice a rarement occasion de sévir contre cette partie de la population.

L'autre partie, celle des bourgs, est incrédule, railleuse, portée à l'ivrognerie et à la débauche; elle adore la richesse, quelle qu'en soit l'origine; elle est plus soumise aux pratiques extérieures du culte qu'à ses préceptes moraux.

S'adonnant aux habitudes de paresse, au braconnage, elle a une disposition générale à la maraude, et du reste n'échappe à aucun excès. La propriété n'est pas toujours respectée; c'est à cette partie de la population qu'il faut attribuer souvent les délits et les crimes qui se commettent.

La plupart des habitants ont des habitudes hospitalières; ils sont actifs, industrieux, assez polis, intelligents et adroits dans leurs transactions. Le peu d'habitude des affaires dans la partie rurale conserve chez eux la franchise et la loyauté, et une poignée de main fortement donnée après une libation de cidre ou de café vaut tous les marchés sur papier timbré.

CHAPITRE VII

ÉTIOLOGIE DE L'ANGINE DIPHTHÉRITIQUE

Pour étudier convenablement les causes de l'angine diphthéritique, il faudrait distinguer les angines épidémiques et les angines sporadiques. Pour les premières, l'infection et la contagion jouent le principal rôle sans contredit; cependant les autres causes prédisposantes doivent aussi attirer notre attention; elles favorisent l'action de la cause épidémique et contagieuse. Dans les angines sporadiques, ces causes prédisposantes, que nous allons étudier, ont à leur tour une action plus manifeste, et néanmoins l'infection et la contagion peuvent aussi s'exercer. Ceci expliqué, nous diviserons les causes de l'angine diphthéritique en causes prédisposantes et en causes spécifiques.

Parmi les causes prédisposantes, nous examinerons celles qui ont été signalées par tous les auteurs :

1° L'enfance ;
2° Le sexe ;
3° Les localités ;
4° Le froid humide ;
5° La misère ;
6° L'état maladif et l'épuisement ;
7° Le tempérament lymphatique et scrofuleux.

Nous y ajouterons, en y insistant, deux causes peu étudiées jusqu'ici :

8° L'hérédité ;
9° La puerpéralité.

Les causes spécifiques, dont nous pourrions citer de nombreux exemples dans l'historique de l'épidémie actuelle, seront aussi l'objet d'une étude spéciale :

1° L'infection ;   2° La contagion.

Nous allons faire tous nos efforts pour déterminer d'abord d'une manière générale le rôle qu'ont joué dans les différentes épidémies que nous avons observées, et en particulier dans celle dont nous traçons l'histoire l'une ou plusieurs de ces causes, et dans les observations que nous avons rédigées, nous les mentionnerons tout particulièrement.

1° *Enfance.* — Il résulte des observations que nous avons recueillies dans les huit épidémies de diphthérie que nous avons étudiées avant celle-ci, que la maladie a sévi de préférence sur les enfants : dans l'une de ces épidémies notamment (qui sévit dans la commune de Corubert en 1862) les enfants âgés de moins de douze ans furent seuls atteints et ils succombèrent tous, au nombre de 14, à la diphthérite croupale, le croup étant primitif chez les uns, consécutif chez les autres. Avec de pareils faits, on est autorisé à dire que la diphthérite est bien une maladie de l'enfance. Il en est d'autres encore qui ne le sont pas moins ; je veux signaler des cas de diphthérie survenus chez des enfants nouveau-nés ; ces faits se rattachant plus particulièrement à la puerpéralité, je les exposerai dans une autre partie de ce travail.

Cependant l'épidémie dont nous nous occupons spécialement nous offre cette particularité, que 64 enfants seulement, âgés de moins de 12 ans, ont été atteints par le fléau, que le nombre des adultes et des vieillards s'élève à 143. La proportion est donc ici en faveur des premiers.

En maintenant cette assertion, qu'une exception ne peut détruire, savoir, que la diphthérite est bien la maladie de l'enfance, on ne peut s'empêcher de reconnaître également que les vieillards n'en sont point absolument exempts.

Nous l'avons en effet observée fréquemment chez des personnes âgées de 70, 75 et 80 ans; nous avons en outre constaté chez quelques-unes d'entre elles l'envahissement du larynx par les fausses membranes.

Si nous admettons que les enfants sont plus aptes à contracter la maladie diphthéritique, toutes circonstances égales d'ailleurs, cette aptitude est parfaitement explicable par l'activité plus grande des muqueuses dans le jeune âge, par leur susceptibilité exagérée en raison même de cette activité, par la fréquence des rhumes et des maux de gorge, suites des imprudences et des cris, enfin par la réceptivité plus active des influences nocives. L'exception apparente que nous avons rencontrée n'est pas difficile à expliquer par le soin qu'on prend d'éloigner les enfants des personnes malades. S'il est vrai de dire que les enfants sont plus prédisposés à l'angine diphthéritique, qu'ils la contractent plus facilement, et que lorsqu'elle règne à l'état sporadique ils sont plus souvent atteints et les premiers pris, il n'est pas vrai de dire qu'ils soient frappés en plus grand nombre lorsque sévit la contagion. Une mère ne quitte pas son enfant malade, et l'enfant, à moins qu'on ne puisse faire autrement, n'approche que rarement son père ou sa mère malade. Où il est facile de constater la prédisposition plus grande des enfants à prendre la maladie, c'est dans les villes, alors qu'elle se développe dans une école, dans une pension.

2° *Sexe*. — La statistique, basée sur les faits observés pendant le cours de l'épidémie des cantons du Mesle, de Pervenchères et de Bazoche, est tout entière en faveur de l'opinion des auteurs, du professeur Grisolle entre autres, qui prétendent que les filles sont plus sujettes à la diphthérite que les garçons. Dans cette épidémie, en effet, nous enregistrons 63 cas pour le sexe féminin et 29 cas pour le sexe masculin.

Dans les huit épidémies que nous avons observées, il nous est arrivé de constater que les différences, au point de vue de la fréquence, avaient varié selon les années ; la conclusion nous paraît naturelle : il n'existe pas sous ce rapport de règle absolue.

Nous avons encore à faire à ce sujet une observation : c'est que, raisonnant sur les cas observés, tant sur les adultes que sur les enfants, il ne serait pas étonnant que nous trouvions un plus grand nombre d'individus du sexe féminin. A qui incombe plus particulièrement le soin des malades dans une maison? aux femmes, surtout à la campagne ; sinon le père, au moins les autres serviteurs mâles vivent dehors, au grand air, vaquant à leurs occupations. Les femmes restent à la maison et sont soumises plus directement et plus fréquemment, pour ne pas dire continuellement, à la contagion.

3° Localités. — Quant à la question des localités, il est incontestable pour nous, et cette opinion repose entièrement sur tous les faits que nous avons observés dans plusieurs épidémies et notamment dans celle que nous étudions en ce moment (c'est donc une conviction pour nous), que les localités ont une grande influence sur la production de la diphthérite. A l'appui de cette opinion, nous citerons l'exemple des villes de Laigle et de Longny, chefs-lieux de canton de notre arrondissement, dans lesquels le croup notamment est endémique, et nous ajouterons qu'il y sévit avec autant de fréquence que d'intensité.

Dans la ville que nous habitons, au contraire, à Mortagne par exemple, qui est située sur un plateau très-élevé, le croup se montre très-rarement, et jamais nous n'y avons observé la diphthérite pharyngienne qu'à l'état sporadique, même à des époques où des épidémies sévissaient avec violence dans des localités voisines.

La situation topographique de Mortagne a préservé les habitants des deux épidémies de choléra qui avaient envahi la basse ville, située dans une vallée profonde et très-humide ; les cas de choléra furent nombreux dans cette vallée et l'on n'en observa pas un seul cas dans la partie de la ville qui occupe le plateau.

Nous pouvons encore appliquer ces observations à la ville de Bellême, située à 16 kilomètres de Mortagne. Cette ville, en effet, occupe un plateau aussi élevé pour ainsi dire que celui de Mortagne et l'état sanitaire y est aussi satisfaisant. Nous devons ajouter que toutes les fois qu'il nous a été possible d'obtenir des renseignements météorologiques, pris pendant le développement des épidémies diphthéritiques que nous avons observées, nous avons constaté que le froid et l'humidité avaient joué un rôle évident.

Il est donc vrai de dire que, sous la même latitude, la diphthérie se développe de préférence dans les saisons et dans les localités où les affections catarrhales sont plus communes.

4° Froid et humidité. — Nous avons remarqué, et en cela nous sommes d'accord avec tous les auteurs, que la diphthérie épidémique ou même sporadique se développe plus fréquemment dans les saisons froides et humides ; et s'il arrive que ces épidémies se prolongent pendant la période estivale, c'est principalement dans l'hiver et au printemps que les cas sont plus fréquents. Ajoutons que dans cette épidémie, c'est aussi pendant l'hiver et au printemps que les malades ont été plus nombreux et que les décès ont été plus fréquents.

Bien que le climat de nos contrées soit tempéré, comme nous l'avons annoncé, il n'en est pas moins remarquable que c'est à l'époque de l'année où le climat devient rigoureux, que la fréquence et l'intensité du mal ont été le plus prononcées.

Nous avons encore remarqué que les vents n'étaient pas sans influence sur l'apparition de ce terrible fléau ; que quelques-uns d'entre eux, ceux de l'ouest et du nord-ouest, qui amènent la pluie, jouent un grand rôle dans son développement et paraissent augmenter sa gravité. Cette influence s'est manifestée d'une manière sensible dans le cours de l'épidémie du Mesle, de Pervenchères et de Bazoche, comme il est facile de le constater par l'examen des tableaux météorologiques qui accompagnent cette relation.

5° *Misère*. — Pour ces épidémies, comme du reste pour toutes les autres, la misère, qui, par le défaut d'une alimentation convenable et suffisamment réparatrice, rend la résistance à la maladie moins grande, qui favorise l'infection et la contagion par l'habitation commune dans des lieux bas, humides, mal aérés, mal éclairés, n'a pas manqué de payer un large tribut. C'est à ces conditions défectueuses qu'il faut attribuer le nombre des malades et surtout le nombre des morts que nous avons observés dans la commune de Coulimer. Nous avons été appelé à voir quelques-unes de ces pauvres familles où tous étaient frappés : s'ils ne mouraient pas tous, peu s'en fallait.

J'ai constaté dans ces conditions jusqu'à dix malades dans la même maison et enregistré cinq décès.

Dans l'une des communes envahies par l'épidémie, par exemple celle de Saint-Julien, il existe des familles composées de quatre ou cinq membres, réunis dans un petit appartement situé au rez-de-chaussée, dont le sol se compose d'argile et dont la porte est pour ainsi dire l'unique ouverture.

Dans l'une de ces habitations, où résidaient cinq personnes, adolescents et adultes, aucune ne fut épargnée et trois payèrent de leur vie l'invasion de la maladie.

Il est important d'ajouter que c'est, et cela se comprend, dans ces familles, que le médecin est appelé le plus tard et qu'il se trouve le plus souvent désarmé. Résistance morbide, soins hygiéniques nuls, encombrement, soins médicaux nuls, ou tardifs : tout se réunit pour amener une issue funeste.

6° *État maladif. Épuisement.* — C'est la misère physiologique, et comme l'autre elle laisse la porte ouverte à l'envahissement de toute épidémie. Nous avons constamment remarqué que les individus qui se trouvaient sous l'empire d'une grande dépression des forces, quelle qu'en fût la cause, étaient prédisposés à l'angine diphthéritique. Nous ne voulons pas parler de ces angines consécutives à une affection générale dont elles annoncent la fin, et qui se rapportent plutôt à l'angine gangréneuse.

7° *Tempérament.* — Le vice scrofuleux et le tempérament lymphatique créent aussi une prédisposition évidente à l'angine diphthéritique. Ce sont ces individus à constitution molle qui sont les premiers atteints; ils étaient primitivement sujets aux maux de gorge, aux amygdalites, et quand l'épidémie survient elle trouve chez eux un terrain convenable et tout préparé.

8° *Hérédité.* — Nous avons jusqu'ici passé en revue les causes les plus ordinaires, celles qui sont admises par tous les auteurs. Ce sont des causes générales dont l'influence est indéniable, mais assez mal déterminée, et pouvant se retrouver dans une foule d'autres affections, surtout en temps d'épidémie. Si l'hérédité peut aussi prédisposer à certaines maladies dont les parents sont atteints, ce sont le plus souvent des affections diathésiques et rarement des affections aiguës; elle nous a cependant paru créer une prédisposition évidente à l'angine diphthéritique. Il nous serait facile, en effet, pour démontrer que l'hérédité joue un certain rôle dans l'étiologie de cette maladie, de citer plusieurs exemples; mais redoutant de donner à ce travail une trop grande extension, nous nous bornerons à tracer une esquisse rapide des faits suivants, qui nous paraissent très-probants.

Les deux filles de M. Plessis, de Mortagne, âgées, l'une de trois ans, l'autre de quatre, sont affectées d'une diphthérite pharyngienne grave, à six mois de distance l'une de l'autre; elles guérissent toutes les deux, après 15 à 18 jours d'un traitement énergique. L'année suivante, elles sont de nouveau atteintes par cette terrible maladie : la diphthérite pharyngienne se complique de croup; elles succombent toutes les deux en peu de jours et à trois mois de distance. Leur mère devient de nouveau deux fois enceinte et met au monde deux petites filles à trois ans de distance l'une de l'autre. La santé de ces enfants est excellente jusqu'à l'âge de six ans. L'aînée, à cet âge, est affectée d'une diphthérie maligne sans complication; après douze jours de traitement, elle recouvre la santé. Sa jeune sœur, huit mois plus tard, est également atteinte de la même maladie ; elle est assez heureuse pour guérir aussi.

L'enfant de M. V., âgée de cinq ans, est atteinte à Mortagne d'une diphthérie sporadique compliquée d'épistaxis et de croup consécutif; elle succombe après dix jours de traitement. Madame V., enceinte à cette époque, accouche d'un enfant du sexe masculin qui, jusqu'à l'âge de six ans, jouit d'une bonne santé ; à cet âge survient chez lui une angine couenneuse toxique, dont il guérit après avoir subi un traitement local et général.

Serait-il rationnel ou logique de dire que ces six enfants ont été atteints de diphthérite parce qu'ils étaient sous l'influence des mêmes causes accidentelles; qu'enfin il ne s'agissait que d'un accident, d'une malheureuse coïncidence, lorsque, au contraire, ils offrent un exemple d'hérédité si évident?

Il y a peu de médecins qui, dans les épidémies d'angine couenneuse, n'aient pu faire les mêmes remarques. Si, dans une épidémie, on a été appelé à soigner quelques membres d'une famille, on peut être assuré que, une autre épidémie se développant à un intervalle plus ou moins éloigné, on retrouvera encore des cas semblables dans cette même famille; en interrogeant les père et mère, il est rare qu'on n'apprenne pas qu'eux ou leurs frères, ou leurs sœurs, ou leurs enfants ont été atteints aussi à une autre époque.

L'hérédité me semble donc jouer un grand rôle dans la prédisposition à l'angine couenneuse, et le médecin prudent doit se tenir sur ses gardes. Comme il n'y a pas de moyen prophylactique assuré, dès le début de l'épidémie il doit, s'il est possible, éloigner les enfants de ces familles prédisposées et, dans le cas contraire, veiller à l'éloignement de toute influence contagieuse et conseiller l'exécution scrupuleuse de sages mesures hygiéniques.

9° *Puerpéralité.*— Encore une cause sur laquelle on n'a pas assez insisté et qui me paraît bien importante.

Bien antérieurement aux faits qui se sont manifestés dans l'épidémie du Mesle nous avions rencontré des exemples de diphthérie vulvaire se transmettant à la mère ou à la nourrice, et d'autres cas où la diphthérite, survenue à l'ombilic de l'enfant, sur la cicatrice qui résulte de la chute du cordon, déterminait chez la nourrice une diphthérite pharyngienne.

Cette question étant encore assez neuve et n'ayant pas encore été étudiée et élucidée, nous pensons qu'il n'est pas sans intérêt de faire une esquisse rapide de quelques-uns de ces cas, qui trouvent une place naturelle dans ce travail.

Ces faits, qui se rattachent à ceux qui ont été signalés par le professeur Trousseau (*Clinique médicale de l'Hôtel-Dieu,* 5ᵉ édit.) et par M. Hurieux, et dont nous trouvons encore des exemples dans cette épidémie, tendent à prouver que la puerpéralité est une cause déterminante possible de la diphthérite.

Madame D., au château de X..., primipare, accouche naturellement d'un enfant fort et bien constitué; elle l'élève à son sein ; les suites de couches n'offrent rien de particulier, lorsque, le neuvième jour, la malade accuse une douleur à la vulve pendant la miction de l'urine. L'examen me fait reconnaître un engorgement des parties génitales et la présence enfin, sur la face interne des grandes lèvres principalement, de fausses membranes grisâtres et assez épaisses. Il existait, à une distance de trois kilomètres environ du château, quelques cas d'angine couenneuse. J'enlève avec beaucoup de difficulté et par lambeaux ces pseudo-membranes ; je cautérise avec le crayon de nitrate d'argent et je fais panser avec le vin aromatique ; je conseille à l'intérieur l'usage du vin de quinquina et du café. Malgré ce traitement, l'appétit se perd et la malade pâlit ; le pouls donne 100 pulsations ; la sécrétion lactée diminue d'abord et cesse bientôt complétement; les lochies coulent encore. Néanmoins, après dix jours de traitement local et général, les fausses membranes disparaissent, l'appétit revient et la convalescence se prononce franchement. Le cordon ombilical de l'enfant, qui s'était détaché seulement le sixième jour, offre à l'endroit de la cicatrice, le dixième jour après la naissance, une fausse membrane jaunâtre, assez mince, d'un aspect semblable à celle que nous avions rencontrée chez la mère. On remarque en outre, autour de la plaie, de la tuméfaction et une teinte érysipélateuse très-prononcée : je cautérise avec le nitrate d'argent et je prescris des applications constantes de vin de quinquina et de perchlorure de fer pur. Le lait de la mère n'ayant plus des qualités suffisantes pour la nutrition, nous proposons l'enfant à une nourrice douée d'une forte constitution et jouissant d'une bonne santé, tout en l'avertissant du danger qu'elle doit courir en allaitant un enfant atteint de diphthérite. Cette femme, séduite par l'appât du gain, accepte notre proposition et donne son sein à l'enfant, âgé alors de 14 jours, et chez lequel il s'était manifesté depuis deux jours une pâleur générale, un abattement sensible; le sein était saisi avec peu d'avidité : aussi, bien que l'abondance et la qualité du lait de la nourrice ne laissassent rien à désirer, l'anémie fit des progrès et l'enfant succomba le 20ᵐᵉ jour après sa naissance, dans un état adynamique complet. Huit jours après la mort de cet enfant, la nourrice est affectée d'une angine pharyngienne pseudo-membraneuse, dont elle guérit après douze jours d'un traitement local et général.

Mᵐᵉ D. accouche pour la seconde fois à Mortagne, au printemps de 1867, d'une petite fille assez forte et bien constituée; cette enfant est élevée au biberon; le cordon ombilical tombe le cinquième jour, et le huitième la garde-malade, qui est fort intelligente et qui a acquis une grande expérience en donnant des soins aux femmes en couches et aux enfants nouveau-nés, me fait demander, afin de me faire constater un fait qui se présentait, disait-elle, pour la première fois à son observation.

La plaie résultant de la chute récente du cordon ombilical, loin de se cicatriser, offrait au contraire une teinte grise jaunâtre, une ulcération avec une odeur particulière et propre à la diphthérite. Le lendemain il existait une pseudo-membrane de l'épaisseur d'un millimètre, accompagnée de la tuméfaction des tissus et entourée d'une teinte érysipélateuse.

Je détachai assez facilement avec des pinces cette fausse membrane et je cautérisai la plaie avec le crayon de nitrate d'argent; on pansa ensuite, avec le vin aromatique d'abord et plus tard avec le perchlorure de fer. Les fonctions digestives de cette enfant languissaient, elle poussait souvent des cris plaintifs, puis elle était abattue et somnolente. Convaincu que le lait d'une bonne nourrice pouvait seul, avec un traitement local énergique, procurer une guérison, je fis la proposition, comme dans le cas précédent, à une fille-mère fortement constituée et pourvue d'un lait abondant d'allaiter la petite malade. Elle y consentit également, et après 25 jours de traitement la plaie se cicatrisa; la nourrice, soumise à un régime très-fortifiant, ne contracta pas les germes de la maladie.

Quant aux deux autres observations relatives à la diphthérie du cordon ombilical survenue dans des conditions identiques à celles que nous venons de signaler, nous dirons seulement que l'un des enfants, bien que sa mère eût un lait abondant et de bonne qualité à lui donner, succomba néanmoins le 10ᵐᵉ jour après sa naissance, présentant cette particularité que la diphthérie avait envahi les voies aériennes. Enfin le quatrième enfant, élevé au biberon, succomba également.

On s'étonnera sans doute des propositions que nous avons faites à ces nourrices, en raison des conséquences graves qu'elles pouvaient entraîner pour ces femmes; nous dirons, pour justifier notre conduite, d'abord que ces femmes n'étaient pas vouées d'une manière inévitable aux effets de la contagion, ensuite que dans le cas où elles pourraient les subir, il existait encore de grandes chances de les en préserver par des mesures hygiéniques bien entendues, et de les guérir, pour le cas où elles seraient atteintes de la maladie.

Nous ajouterons que ces enfants nouveau-nés n'avaient d'autre chance de salut que celle que pouvait leur procurer un régime fortifiant, et comme traitement général il était impossible de les soumettre à un autre traitement que celui qui résulte d'une alimentation réparatrice, l'ingestion d'un lait abondant et de bonne qualité.

Il est incontestable que c'est à l'adoption de cette mesure qu'il faut attribuer la guérison de la petite fille de Mme D.

Dans le cours de l'épidémie du Mesle, trois femmes furent atteintes également de vaginites ulcéro-membraneuses.

La première reçut les germes de la maladie de son enfant atteint de la diphthérite du cordon : l'enfant succomba, la mère recouvra la santé. La seconde fut affectée pour ainsi dire en même temps que son enfant, l'une de la diphthérite vaginale, l'autre de celle du cordon ; ils succombèrent tous les deux en peu de jours. Pour la troisième femme atteinte de vaginite ulcéro-membraneuse, et dont l'enfant ne cessa de se bien porter, il nous est impossible de trouver une autre cause que l'influence épidémique.

Quant aux cinq enfants nouveau-nés qui succombèrent à la diphthérie ombilicale, il nous a été difficile, comme dans une des observations précédentes, de déterminer lequel, de la mère ou de l'enfant, avait communiqué la maladie. Un de ces enfants, qui se trouvait au milieu de personnes atteintes d'angine couenneuse, s'éteignit pour ainsi dire en quelques jours dans un état adynamique, sans qu'il ait été possible de découvrir sur aucune partie du corps la présence de fausses membranes.

Infection et contagion. — Nous n'avons pas l'intention de renouveler ici, sans profit d'aucune sorte, les nombreuses discussions soutenues sur le rôle de l'infection ou de la contagion dans les épidémies. Pour nous, l'angine diphthéritique peut se propager des deux manières, et par infection dans les épidémies, et par contagion toujours. Il n'est pas douteux qu'à certaines époques, par des influences indéterminées, les individus acquièrent une aptitude plus grande à prendre la maladie. Les germes augmentent-ils en nombre et en vigueur, ou ces mêmes germes se trouvent-ils dans des conditions plus favorables à leur action? Voilà l'infection. Cette cause agit-elle sur les tissus, qu'elle met dans un état propre à retenir et à absorber les germes, sur le sang qu'elle altère, sur les nerfs qu'elle frappe, ou sur les autres éléments solides ou liquides de l'économie? Voilà la contagion.

Quant à la contagion, nous l'avons observée, constatée, suivie pas à pas dans un nombre si considérable de cas ou de circonstances, que l'angine diphthéritique ait été épidémique ou sporadique, que nous sommes bien fixé sur les propriétés contagieuses de cette affection. Maintenant la maladie communiquée varie d'intensité et de gravité suivant l'aptitude de l'individu qui la reçoit : elle ne reste pas identique à elle-même. Nous avons remarqué fréquemment qu'une angine légère, bénigne, spontanée, de courte durée, donnait souvent naissance, par cela seul qu'elle portait avec elle un caractère diphthéritique contagieux, à des angines malignes et même au croup. Semblable observation peut être faite pour la fièvre typhoïde.

Si je n'avais pas, depuis longtemps déjà, rencontré parmi les malades que j'ai traités de la diphthérite, soit épidémique, soit sporadique, un nombre de faits suffisant pour asseoir mes convictions touchant la contagion, j'en rencontre des exemples si nombreux et si probants dans cette épidémie, qu'il ne me serait pas possible de résister à l'évidence des faits.

L'angine diphthéritique offre donc des propriétés infectieuses et contagieuses qui sont incontestables. Ces propriétés, comme toutes celles du même genre, doivent augmenter par la chaleur et l'humidité. Aussi avons-nous vu, dans certaines des épidémies que nous avons observées, que pendant l'été le nombre des malades atteints par l'épidémie était parfois plus considérable que dans l'hiver. Ce phénomène, qui paraît contradictoire avec ce que nous avons dit relativement à l'influence des saisons froides et humides considérées comme causes de la diphthérite, est parfaitement explicable par cette observation : le froid humide peut être une cause de l'angine diphthéritique, mais la chaleur humide est favorable à sa propagation.

Ce n'est pas seulement à la suite de rapports avec un individu atteint de la diphthérite que la contagion frappe une autre personne; nous avons observé des cas de contagion à distance; nous avons constaté également que des linges contaminés, qui avaient servi à des individus atteints d'angine couenneuse, transmettaient, après six semaines, à des parents venus du dehors, les germes d'une diphthérie toxique et parfois mortelle.

Il m'est souvent arrivé d'observer que des personnes que j'avais retirées du foyer d'une épidémie diphthéritique pour les transporter dans l'hôpital de Mortagne, communiquaient la maladie, non-seulement à des individus de la salle où elles étaient couchées, mais encore à d'autres malades des salles voisines. Je dois ajouter que les serviteurs de cet établissement, qui jouissaient d'une bonne santé, ne furent pas toujours épargnés.

Dans une des épidémies observées dans les communes de Coulimer et de Saint-Jouin en 1865, nous avons remarqué que la maladie s'était manifestée sur les enfants des écoles avant qu'il y en eût d'autres exemples dans les communes; mais ceux-ci ne tardèrent pas à communiquer la maladie aux autres membres de leur famille.

Parmi les personnes qui ont donné des soins aux malades atteints de la diphthérite, je pourrais citer des mères qui, en allaitant leurs enfants, ont contracté le germe de la maladie : d'autres fois, c'était l'enfant qui la recevait de sa mère.

D'autres personnes, des parents, des amis dévoués, enfin des religieuses hospitalières, après avoir séjourné peu de temps parfois auprès d'un diphthéritique, emportaient avec elles les germes de ce terrible fléau, germes qui ne tardaient pas à se déclarer chez elles. Je donne en ce moment des soins à une sœur de la Miséricorde qui, après avoir passé un jour et une nuit seulement auprès de deux petites filles atteintes d'angine hypertoxique (les enfants Moreau, observation II), fut-elle même atteinte d'une diphthérite grave ou toxique, accompagnée de symptômes généraux à forme ataxo-adynamique et plus tard d'une paralysie généralisée. Nous avons encore remarqué que les personnes qui se tenaient très-près des malades, recevant directement pour ainsi dire leur haleine, les mères par exemple déjà prédisposées à contracter le mal par suite de l'existence de mauvaises conditions morales, étaient plus souvent atteintes. C'est bien encore le moment de rappeler les noms illustres et chers à la science de Gillette, de Valleix et d'Henri Blache.

Nous ne croyons pas que la diphthérie soit susceptible de se communiquer, soit par contact, soit par inoculation, mais bien, comme la rougeole, la scarlatine, la fièvre typhoïde, par des émanations invisibles, volatiles, ne pouvant se dissoudre ou rester en suspension dans l'air. Et pour preuve, s'il nous était permis de citer des faits qui nous sont personnels, nous raconterions que cent fois nous avons reçu sur les lèvres, dans les narines, dans les yeux, des mucosités, des parcelles de fausses membranes lancées du pharynx des diphthéritiques ; que nous avons bien souvent reçu sur les doigts, siéges d'écorchures plus ou moins larges, plus ou moins nombreuses, ces mucosités infectées, et que jamais nous n'avons recouru aux précautions les plus élémentaires avant que notre opération ne fût terminée.

Nous savons que les tentatives d'inoculation ont été toutes pour ainsi dire suivies de résultats négatifs.

Développement et marche de l'épidémie. — L'épidémie d'angine couenneuse dont nous avons entrepris de tracer l'histoire est bien assurément une des plus importantes que nous ayons observées par sa durée : une année entière; par le nombre de communes qu'elle a successivement occupées : 17 dans trois cantons, ceux du Mesle, de Pervenchères et de Bazoche; par le nombre de cas observés : 207, et aussi par la quantité de victimes qu'elle a faites : 68, le tiers des individus atteints.

Dans le courant du mois de septembre de l'année 1874, quelques cas d'angine diphthéritique furent signalés dans les communes de Coulimer, de Pervenchères et de Viday, limitrophes de celle de Saint-Quentin. Toutes les personnes atteintes présentèrent uniquement les symptômes d'une diphthérite bénigne non toxique, à l'exception d'une seule.

Il semblerait que le génie épidémique se livrait provisoirement à l'exploration du terrain sur lequel il devait sévir plus tard d'une manière si cruelle, et qu'il cherchait, par quelques escarmouches, à s'assurer de l'endroit où il s'établirait pendant un si long temps.

Ce fut le 8 octobre que l'épidémie pénétra dans la ferme de la Châtaignerie, commune de Saint-Quentin, sous cette forme insidieuse et maligne en même temps que cette terrible maladie a si souvent revêtue dans les épidémies que nous avons observées. La fille Mau, âgée de 30 ans, douée d'une constitution assez forte, d'un tempérament lymphatique, mais jouissant ordinairement d'une bonne santé, est atteinte d'angine diphthéritique. Cette malheureuse fille ne se croyait pas sous le coup d'une maladie aussi grave et ses parents partageaient sa sécurité. On se contenta de l'usage de tisanes insignifiantes, de gargarismes, de jeunes tiges de ronces. Le 12 octobre seulement un médecin fut appelé. Il lui fut facile de diagnostiquer une angine couenneuse : déjà la tuméfaction des amygdales et des parties antérieures et latérales du cou avait pris un tel développement qu'elle déterminait l'occlusion de l'isthme du gosier; au timbre de la voix et à la nature de la toux, on reconnut en outre que les fausses membranes avaient envahi le larynx. On put acquérir aussi la conviction que le croup devait être consécutif à la pharyngite diphthéritique; il existait un commencement d'asphyxie : la malade succomba le lendemain.

Sa jeune sœur, âgée de 15 ans, qui n'avait cessé de lui donner des soins, ne tarda pas à voir se développer les germes de la maladie et se trouva dans la nécessité de prendre le lit, ce qu'elle fit en effet le 18 octobre. Les secours de la médecine ne furent réclamés que le 20 et le 23. Cette enfant était enlevée d'une façon foudroyante par une diphthérite toxique, qui fut, comme pour sa sœur, compliquée de croup.

Le frère de ces deux jeunes filles, âgé de 23 ans, doué d'une faible constitution, d'un tempérament lymphatique, subissant lui-même les effets de la contagion, tombe malade le 21 octobre : son état présentait les symptômes d'une angine diphthéritique toxique.

Nous le fîmes transporter dans notre hôpital, et là, après un traitement énergique de dix jours, il entrait en convalescence.

Peu de jours après, la diphthérite épidémique se montrait au domicile des époux Lindet, de la commune de Saint-Léger, canton du Mesle. Mᵐᵉ Lindet était atteinte d'une angine couenneuse du pharynx, en même temps pour ainsi dire que son enfant était atteint d'une diphthérite ombilicale; la mère et l'enfant ayant été pris presque simultanément, il est difficile de désigner le malade qui a communiqué à l'autre les germes de l'affection régnante; nous pensons qu'ils ont subi tous les deux l'influence épidémique, mais nous sommes en mesure d'affirmer que les cinq autres personnes qui résidaient dans cette ferme et qui furent plus tard et successivement atteintes dans l'habitation Lindet, ont subi l'influence de la contagion. Elles ont puissamment contribué à propager l'épidémie dans les communes voisines en se transportant dans leurs diverses familles. C'est ainsi que l'épidémie envahissait successivement, pendant le premier trimestre, à la suite des communes de Coulimer, de Saint-Quentin et de Saint-Léger, celles de Saint-Julien, des Ventes, de Bourse, enfin qu'on la voyait apparaître pour la première fois dans la commune de la Mesnière, commune appartenant au canton de Bazoche.

Une remarque intéressante : ce ne fut que vers la fin du mois de janvier seulement que la commune du Mesle, qui est au centre des communes déjà envahies, paya son tribut à l'épidémie.

Pendant ce premier trimestre, il fut facile de reconnaître le rôle important que joua la contagion.

Elle fut principalement manifeste pour la famille Lindet, et comme nous l'avons déjà signalé, pour leurs serviteurs, pour les nommés Saillant, Migaul, Challet, Boisaubert, Laloi, Morin, Bernier, etc.

Dans le second trimestre, celui de janvier, nous pouvons constater l'influence de la contagion d'une manière évidente dans un assez grand nombre de cas ; nous devons dire cependant qu'il y a bien près de la moitié des malades, pour lesquels nous n'avons pu admettre d'autre cause que l'influence épidémique.

Les deux premiers trimestres de l'épidémie nous offrent, au point de vue du nombre des malades comme au point de vue de la gravité, des faits qui justifient complétement les observations des auteurs sous le rapport des saisons ; mais il est un phénomène ordinairement propre aux affections diphthéritiques qu'il ne nous est pas donné de constater ici, c'est l'atténuation estivale.

En effet, le fléau épidémique, qui, vers la fin du printemps, avait paru sommeiller, se réveilla plus terrible que jamais, et dans le troisième trimestre de l'épidémie, dans les mois de juin et juillet principalement, nous remarquons que le nombre des malades augmente et que la maladie est toujours aussi disposée à revêtir un caractère toxique; nous remarquons aussi que les cas de croup sont plus nombreux, qu'enfin les terminaisons funestes sont aussi fréquentes.

Quelle peut-être la cause de cette recrudescence, en opposition avec les remarques générales faites par les médecins qui ont observé des épidémies de diphthérite, en opposition aussi avec celles que nous avons eu l'occasion de faire nous-mêmes si souvent ?

Si nous consultons nos tableaux météorologiques, nous reconnaîtrons que cette espèce d'infraction aux lois généralement admises, nous reconnaîtrons, dis-je, que la recrudescence de l'épidémie constatée pour la période estivale doit trouver sa cause ou son explication dans ce fait, que, pendant les mois de juin et de juillet, les pluies ont été abondantes et que les vents de sud-ouest ont pour ainsi dire régné constamment; qu'enfin la température à été au-dessous de celle qui s'observe généralement dans cette saison et qu'elle a été soumise à des variations brusques et fréquentes. Par l'effet de ces phénomènes météorologiques, le pays infecté se trouvait absolument, pour ainsi dire, sous les mêmes influences atmosphériques que celles qui dominent pendant l'hiver et le printemps.

En réunissant à ces causes celle qui vient de l'influence de la contagion activée par une température plus élevée, nous trouverons facilement l'explication de la recrudescence observée pendant l'épidémie et nous reconnaîtrons que l'opinion des auteurs ne doit pas être ébranlée par cette apparente contradiction.

C'est qu'il y a ici deux choses à considérer: l'angine, qui, comme toutes les maladies des voies respiratoires, est plus fréquente pendant les temps froids et humides et est aussi déterminée par les variations brusques de température, et l'affection contagieuse et épidémique, qui se développe et se propage plus facilement dans les temps chauds et lourds. C'est ce que nous avons déjà essayé d'expliquer à propos des causes. L'angine ouvre la porte à la diphthérite; elle prépare le terrain pour l'implantation et l'absorption des miasmes contagieux. Par elle la muqueuse est altérée, l'épithélium subit une modification, une destruction inappréciable peut-être, mais qu'on ne peut nier. C'est la plaie, la déchirure, l'excoriation nécessaire à l'invasion du germe contagieux, ou tout au moins à la manifestation épidémique.

Il serait curieux de se rendre compte si, pendant l'été, l'affection générale, la diphthérite ne se manifeste pas d'une façon autre, et si alors, on ne la trouve pas plus fréquemment sur une autre partie du corps, sur d'autres organes sains ou lésés déjà. C'est ce que nous n'avons pu faire jusqu'à présent.

Dans le second trimestre et dans le troisième, nous voyons l'épidémie envahir des communes qui jusqu'alors avaient été épargnées: la commune du Mesle et surtout sa partie agglomérée, c'est-à-dire le bourg; les communes de Buré, de Laleu, de Saint-Aubin, de Coulanges et de Roullée.

Dans le quatrième trimestre, nous trouvons toutes les communes envahies depuis le commencement de l'épidémie, encore sous l'influence du génie épidémique; nous constatons que celles de Saint-Quentin, de Saint-Aubin, de Laleu et de la Mesnière payent encore un large tribut à cette terrible maladie.

Nous sommes bien forcé de reconnaître que le germe épidémique avait bien perdu une partie de son caractère de malignité pour la plupart des personnes atteintes; mais nous sommes bien aussi autorisé à déclarer que pour certaines autres, et le nombre en est relativement assez considérable, il avait conservé le même degré de malignité qu'au début de la l'épidémie.

Nous rencontrons en effet dans les quatre communes précitées, dans lesquelles s'est terminée l'épidémie, des cas de diphthérite maligne ou toxique, je pourrais ajouter hypertoxique, pour les enfants Moreau, par exemple.

Dans ce trimestre, la diphthérite pharyngienne avait peu de

tendance à s'étendre dans les voies aériennes : quatre cas de croup ont seuls été observés, ils ont été suivis de la guérison.

L'influence de la contagion a été généralement plus considérable que l'influence épidémique.

Ce fut dans les mois de juillet, d'août et de septembre que nous conseillâmes aux malades que nous fûmes appelé à visiter dans les communes de la Mesnière, de Saint-Aubin et de Laleu, de venir se faire traiter dans notre hôpital ; cette proposition avait pour but, comme nous l'avons dit au chapitre des mesures préventives, non-seulement d'assurer aux malades des soins plus assidus, mais encore de faire cesser l'épidémie.

Vingt malades consentirent à recevoir nos soins à l'hospice de Mortagne, cinq d'entr'eux furent atteints de diphthérie toxique, tous sortirent guéris après un traitement de 10 à 15 jours. Un seul malade succomba, le nommé Désorme, qui fut frappé, le 6e jour de son entrée, d'une appolexie pulmonaire pour ainsi dire foudroyante, dans un moment où l'affection diphthéritique se trouvait favorablement modifiée.

Pendant le séjour de ces malades dans les salles de notre hôpital, salles occupées par un nombre assez considérable de malades autres, et après leur départ, nous avons la satisfaction de n'avoir plus à constater cette fois aucun cas d'angine couenneuse.

Si maintenant, pour corroborer et légitimer notre opinion sur les causes que nous avons énumérées comme prédisposant à l'angine diphthéritique, nous examinons le tempérament, la constitution des personnes atteintes par l'épidémie ; si nous les considérons sous le rapport de la situation topographique, de leur habitation, leur degré d'aisance ou de misère, nous arrivons à constater que les faits qui ont été notés pendant le cours de cette épidémie sont d'accord avec ceux que nous avons signalés dans la première partie de ce travail, et qui ont été consignés par la plupart des auteurs qui ont traité de la diphthérie.

Pour ce qui est de la statistique au point de vue de la profession, nous remarquons que la population rurale, naturellement plus nombreuse que la population agglomérée, celle des bourgs par exemple, que les cultivateurs enfin, maîtres, domestiques ou journaliers des deux sexes, ont fourni un contingent plus considérable à l'épidémie.

Quant à ce qui concerne le tempérament, nous avons constaté que les personnes atteintes par la maladie étaient pour les deux tiers douées d'un tempérament lymphatique et que leur constitution, au moment de l'invasion de l'épidémie, se trouvait altérée par des causes quelconques.

Il est une autre particularité qu'il importe de signaler aussi, c'est l'influence topographique sur le nombre et la gravité des cas observés ; c'est en effet dans les habitations situées le long des rivières, de la Sarthe notamment, et dans celles qui, sans être sur le bord d'un cours d'eau, se trouvaient néanmoins dans des lieux bas et humides, que nous avons compté le plus grand nombre de cas, et que la maladie a fait le plus de ravages.

Bien que ces trois cantons, le Mesle, Pervenchères et Bazoche, soient considérés comme riches et que nous n'ayons pas la pensée de contester cette réputation bien acquise, nous devons signaler cependant qu'à côté de l'aisance, je dirai plus, d'une véritable richesse, il existait un contraste frappant, celui d'une profonde misère ; nous ajouterons que si le fléau épidémique a atteint des personnes aisées, dont le nombre est plus considérable que celui des pauvres, on devra reconnaître que les victimes ont été choisies pour ainsi dire parmi celles-ci.

Nous ne voulons pas ici tracer la symptomatologie complète de l'angine diphthéritique, il nous faudrait énumérer tous les symptômes décrits par les auteurs ; elle se dégagera du reste suffisamment des observations complètes dont nous ferons suivre ce travail ; mais nous signalerons trois symptômes principaux qui se sont constamment montrés dans le cours de cette épidémie. On pourrait dire qu'ils en ont été le caractère prédominant et le cachet spécial. Ce sont :

1° L'engorgement douloureux et considérable, dès le début, des ganglions sous-maxillaires.

2° L'adhérence et la persistance des fausses membranes.

3° Leur tendance à envahir les voies aériennes.

Enfin, pour compléter notre narration, nous devons signaler encore un caractère propre à cette épidémie :

4° La fréquence des paralysies consécutives.

1° *Engorgement des ganglions sous-maxillaires.* — L'adénite s'est constamment montrée et elle a été remarquable par son apparition rapide et très-rapprochée du début; du moins nous l'avons toujours constatée dès que nous avons été appelé. Elle donnait dans certains cas un aspect tout particulier à la face du malade, et elle s'accompagnait de douleurs assez vives et souvent très-intenses. Toujours très-dure au toucher, elle gênait la déglutition et le mouvement des mâchoires.

Chez la plupart des malades que nous avons eu à traiter dans le cours de cette épidémie, comme du reste dans les autres, cet engorgement était toujours proportionné à l'épaisseur et à l'étendue des fausses membranes; il nous a toujours paru subir une modification favorable sous l'influence des cautérisations énergiques. L'observation II nous en fournit un exemple frappant. Loin de l'augmenter, comme on serait disposé à le croire, si on admet que la cautérisation cause plus d'inflammation, les cautérisations fréquemment répétées le faisaient diminuer et le rendaient moins douloureux. Il semblait que la muqueuse, débarrassée et mise au jour, en reprenant ses fonctions contribuait au dégorgement de ces ganglions. Ce qui est constant, c'est que l'adénite diminuait à mesure que la fausse membrane disparaissait.

2° *Fausses membranes.* — Elles siégeaient, au début, tantôt sur le voile du palais, les piliers et les amygdales, tantôt elles occupaient seulement le pharynx. Elles se faisaient remarquer par leur adhérence, et pour la vaincre il nous fallait recourir aux frottements énergiques et aux pinces. Leur persistance nous forçait à les cautériser souvent et avec force. Mais nous avons également reconnu que, chez les malades auxquels nous avons donné nos soins, elles ont rarement résisté à l'action énergique de l'acide chlorhydrique, du crayon de nitrate d'argent ou à celle du perchlorure de fer. Il est vrai de dire que nous employions tous nos efforts à les faire disparaître, et le plus rapidement possible, car, comme nous le dirons, c'est pour nous le point important; que nous revenions souvent, très-souvent à la charge, et qu'une fois que nous y étions parvenu, nous cautérisions encore la muqueuse mise à nu. Nos cautérisations n'étaient pas éloignées, et nous y revenions le plus souvent possible, toutes les 4 heures au moins, pour ne pas laisser à ces produits, pour nous causes et manifestations de l'infection et qui renferment aussi les principes contagieux, le temps de se reproduire et de proliférer.

Toujours nous avons eu à nous louer de cette manière de procéder. A ceux qui nous accuseront de barbarie, nous répondrons qu'il nous semble bien plus barbare de laisser mourir les malades, en assistant à leur agonie les bras croisés, que de chercher à leur procurer la guérison et un soulagement au prix de manœuvres qui, en somme, sont plus effrayantes que douloureuses.

3° Propagation des fausses membranes aux voies aériennes. — Nous arrivons au troisième caractère prédominant de l'épidémie : l'envahissement du larynx par les pseudo-membranes, l'angine se compliquant du croup. Nous en avons relevé trois cas. Parmi les malades traités par mes confrères, 19 cas de croup consécutif et 10 cas d'asphyxie ont été signalés. Qu'il me soit permis de faire observer, à cette occasion, que les malades qui ont subi cette complication n'ont peut-être pas été soumis à une médication topique suffisamment énergique.

Nos confrères ont bien souvent eu recours aux cautérisations avec le nitrate d'argent en solution ; mais, séduits sans doute par les résultats de la médication par les balsamiques dans certains cas, ils ont eu une confiance trop absolue dans l'action du cubèbe et du copahu, et par ce motif ils ont peut-être trop négligé l'emploi des cautérisations à outrance, si je puis me servir de cette expression. Expression justifiée du reste par le langage d'une grande autorité, celle du professeur Trousseau, qui, à propos d'un de ses malades, disait, dans son langage parfois fantaisiste et imagé, qu'il l'avait cautérisé avec une énergie sauvage.

Je ne m'appuie pas sur ma seule expérience, et la plupart des auteurs et des praticiens qui ont traité des malades atteints d'angine couenneuse ont reconnu que c'était par le moyen des cautérisations énergiques et souvent répétées qu'ils étaient parvenus à empêcher la diphthérite pharyngienne de s'étendre dans les voies respiratoires, qu'ils avaient prévenu ainsi cette complication d'une maladie déjà si grave par elle-même.

Parmi les malades qui ont succombé dans le cours de cette épidémie sans offrir cette complication, on a constaté que la plupart mouraient dans un état de profonde adynamie.

Quelques malades, au nombre de ceux qui ont succombé, ont présenté des cas d'épistaxis, dix environ ; chez l'un d'eux, l'épistaxis a été considérable.

Le traitement général employé par nos confrères concurremment avec l'emploi des balsamiques a consisté dans l'usage des toniques : le quinquina, le café, le bouillon, les potages, etc. ; tous les malades ont mal supporté l'emploi de ces substances. Nous n'hésitons pas à attribuer cette intolérance à l'usage du cubèbe et du copahu, qui, par le dégoût qu'ils provoquent naturellement, doivent augmenter la répugnance pour les aliments, répugnance à laquelle les malades sont généralement disposés par la nature même de la diphthérite. Ajoutons à ces motifs l'action directe de ces agents thérapeutiques sur les voies digestives. Ajoutons encore leur action sur la peau et signalons ce fait que, chez un grand nombre de malades, ils ont occasionné des roséoles confluentes : roséoles qui n'ont sans doute pas été étrangères aux terminaisons funestes, quoi qu'en dise M. le Dr Trideau.

4° Paralysies consécutives. — Il s'en faut de beaucoup que toutes les angines couenneuses soient suivies de paralysies, même locales. Dans cette épidémie, nous en avons trouvé 18 cas, soit 1 sur 10 environ. Les paralysies ont été pour la plupart limitées au voile du palais, mais plusieurs se sont généralisées. Ce ne sont d'ordinaire que les angines à forme toxique qui laissent après elles cette sidération nerveuse, preuve de l'empoisonnement. Néanmoins elles peuvent aussi être la suite des angines à forme moins grave ou du moins qui paraissent l'être.

Dans la première partie de ce travail, nous avons dit que depuis 1859 nous n'avions plus eu d'épidémies de fièvres typhoïdes dans nos contrées et qu'elles avaient été remplacées par les épidémies de diphthérite. Nous nous sommes demandé si nous devions attribuer cette particularité à une simple coïncidence ou si elle était le résultat d'un antagonisme qui existerait entre ces deux affections. Nous devons faire connaître ici un fait qui nous a beaucoup frappé et remarquable à cet égard : pendant l'épidémie de diphthérite qui régnait dans les trois cantons du Mesle, de Pervenchères et de Bazoche, la commune de Barville, située au centre des communes envahies, sur la limite des cantons de Pervenchères d'un côté et du Mesle de l'autre, à proximité de la rivière de la Sarthe, au-dessous de la commune de Saint-Léger, envahie elle-même par la diphthérite, a eu plusieurs cas de fièvre typhoïde graves à forme adynamique. Ces cas, au nombre de dix-neuf, dont six suivis de mort, se sont manifestés pendant l'hiver et dans un rayon de 1500 mètres environ. L'apparition de cette pyrexie a eu pour résultat d'arrêter la propagation de l'épidémie diphthéritique. Aucun cas nouveau d'angine épidémique n'a été constaté dans cette commune à partir de l'invasion de la fièvre typhoïde. Quant aux autres affections saisonnières, bronchites, pneumonies, rhumatismes, etc., l'épidémie d'angine couenneuse n'a pas paru les modifier d'une manière sensible. Elles ont été à peu de chose près aussi nombreuses. On n'a pas remarqué non plus qu'elles aient subi de modifications au point de vue de la gravité. Seulement on a pu constater, et d'une manière constante pendant toute la durée de l'épidémie, que ces maladies affectaient un type intermittent ou tout au moins rémittent. Signalons encore pendant ce temps la fréquence et la persistance des fièvres intermittentes.

CHAPITRE VIII

TRAITEMENT DE LA DIPHTHÉRITE.

Traitement préventif. — Il est facile de voir, en lisant les paragraphes qui traitent de l'habitation, du vêtement et de la nourriture, etc., que, sinon pour tous, au moins pour un grand nombre des habitants de nos campagnes, les conditions hygiéniques sont assez satisfaisantes ; et si on y ajoute comme appoint la salubrité du grand air de la campagne, la vie des champs et l'exercice, on peut dire qu'ils sont aussi bien partagés que les populations urbaines. Mais du moment qu'ils tombent malades et qu'ils sont obligés de garder le lit, les conditions changent pour le plus grand nombre. Leurs habitations offrent surtout des conditions d'insalubrité qu'il est impossible de faire disparaître. Les soins leur manquent. Les mesures de précaution, quand une maladie épidémique et contagieuse se déclare, sont presque inapplicables. Nous ne connaissons pas d'agents thérapeutiques pouvant mettre à l'abri de l'infection et de la contagion. Il n'y a donc qu'un seul moyen efficace : l'isolement. Or

cet isolement peut se pratiquer de deux manières différentes,
ou en éloignant le malade, ou en faisant partir les personnes
non atteintes.

La première manière, l'enlèvement du malade, me semble
préférable, et si elle était toujours possible on pourrait, et limiter la durée des épidémies, et diminuer le nombre des victimes. Quand, par suite de circonstances particulières, le
transport du malade est impossible, on devra éloigner sur-le-
champ les personnes inutiles et celles qui sont le plus exposées à contracter la maladie, les enfants surtout. Si le malade,
si les parents, si les amis, si les autorités consentent à ce que le
malade soit emporté, et on comprend qu'il est presque impossible d'obtenir tous ces consentements si on n'emploie un peu
d'énergie, on le transportera dans une maison de santé, dans
un hôpital, où, des soins de toute espèce lui étant administrés,
il trouvera toutes les garanties favorables à sa guérison.

C'est par l'adoption de cette dernière mesure que nous
sommes parvenu, depuis quinze ans, à arrêter dans quelques
localités la marche des épidémies diphthériques. C'est aussi en
mettant ces conseils en pratique, c'est-à-dire en faisant ap-
porter les malades dans notre hôpital vers les mois d'août et
septembre, que nous avons contribué à arrêter les progrès de
l'épidémie de 1874-1875 et à la faire cesser même tout à fait,
puisqu'en effet, après le 4 octobre 1875, on n'a plus signalé de
cas de diphthérite dans aucun des trois cantons.

Pour arriver à notre but, il a fallu comme nous l'avons dit,
que nous fussions bien aidé par la terreur légitime qu'avait
répandue partout l'épidémie, car dans nos campagnes les habitants ont une horreur profonde pour l'hôpital.

Maintenant, comme il serait de toute impossibilité de transporter toutes les personnes atteintes, et que beaucoup doivent
et peuvent trouver chez elles des conditions convenables et favorables à leur guérison, il serait nécessaire d'envoyer dans les
localités envahies des sœurs hospitalières, celles de la Miséri-

corde par exemple, qui déjà sont répandues dans la plupart des chefs-lieux de canton des départements.

Qu'importe-t-il en effet dans ces circonstances? que des soins de tous les instants, pour ainsi dire, soient administrés au malade diphthéritique par une personne intelligente, dévouée et douée d'un caractère assez ferme pour dominer sa volonté. Deux personnes sont incontestablement destinées à remplir cette mission, le médecin et la sœur de charité. Mais le premier, par suite de l'exigence de ses devoirs professionnels, se trouve dans l'impossibilité de faire des visites aussi fréquentes que la gravité de la situation l'exige. C'est donc au dévouement des sœurs hospitalières que l'administration devrait faire appel.

Lorsqu'une épidémie de diphthérite est concentrée dans une ou deux communes, comme nous l'avons observé en 1865 pour les communes de Villiers et de Sainte-Céronne, que les malades sont trop nombreux pour être admis dans l'hôpital le plus voisin, c'est alors qu'une sœur de charité, établissant son quartier général au presbytère ou ailleurs, peut, en visitant plusieurs fois par jour les personnes affectées, surveiller l'exécution des prescriptions médicales et pratiquer aussi souvent que l'état du malade l'exige les cautérisations indiquées.

Lorsqu'il se manifeste un cas d'angine couenneuse dans une habitation à la campagne, on voit aussitôt les voisins se renfermer dans leur maison, les domestiques et les auxiliaires à la journée se retirer, abandonnant le malade aux soins de personnes souvent inintelligentes, presque toujours sans expérience, dominées principalemen par la peur de contracter les germes de la maladie, succombant déjà, pour ainsi dire, sous le poids du découragement.

Il est facile de prévoir les conséquences pour le malade d'une pareille situation; le plus souvent il succombe, et les parents, par suite d'une dépression des forces résultant de l'inquiétude, de la fatigue et de la douleur, ne tardent pas à contracter les germes de l'affection régnante. Si maintenant d'autres parents plus ou moins éloignés, cédant aux devoirs et aux sentiments de la famille, pénètrent dans l'habitation infectée, ils emportent avec eux les mêmes germes, qu'ils communiquent ensuite à d'autres personnes de la même manière.

C'est ainsi que se propagent les épidémies en général, celle qui fait l'objet de notre étude en particulier, jusqu'à ce qu'elles ne rencontrent plus que des individus réfractaires à l'invasion de la maladie ; des individus que leur forte constitution, que leur état de parfaite santé, placent dans une immunité complète.

Il est d'usage, lorsqu'il règne une épidémie de diphthérite dans une localité, ou lorsque la maladie a pénétré au sein d'une famille, d'avoir recours soit à des fumigations aromatiques, soit à l'acide phénique, soit encore à des inhalations de substances réputées antiseptiques.

On sait parfaitement à quoi s'en tenir aujourd'hui sur l'efficacité de ces divers moyens; on n'ignore pas que ces substances ont la propriété de masquer seulement les odeurs qui s'exhalent du malade, mais non de neutraliser les effets de ses miasmes pestilentiels et toxiques. Cette pratique est d'autant plus dangereuse que, se croyant dans un état d'immunité parfaite sous la garde de ces odeurs différentes, on insiste moins sur la plus efficace de toutes les précautions, celle qui consiste à renouveler l'air des appartements par une ventilation fréquente et bien entendue.

Quelle est la durée qu'on peut fixer à l'isolement?

Cette question est loin d'être résolue pour les personnes qu'on éloigne des lieux et des individus infectés. Revenir le plus tard possible, tel doit être le conseil. On a dit que 25 jours, un mois étaient suffisants. Nous aussi nous le croyions, mais voici un fait qui nous a prouvé le contraire.

Nous avions donné des soins aux jeunes Hy-Fabien, frère et sœur, habitant la commune de Villiers, en 1865 ; leur habitation présentait, sous le rapport topographique comme sous le rapport de la construction, les conditions les plus favorables au point de vue de la salubrité.

La diphthérite dont ils étaient atteints appartenait à la seconde catégorie : diphthérite maligne toxique ; l'affection avait duré 18 jours pour le garçon et 15 pour la fille ; le premier avait été atteint d'un croup consécutif, tous les deux de coryza ; ils exhalaient tous les deux aussi une odeur si fétide, que la religieuse qui les soignait se trouvait dans la nécessité de passer une partie des journées et des nuits hors de l'appartement qu'ils habitaient.

L'existence de ces jeunes gens, comme il est facile de s'en convaincre par ce rapide exposé, avait été gravement compromise, néanmoins ils revinrent à la santé.

J'avais éloigné de l'habitation ainsi contaminée un jeune frère âgé de dix ans, qui avait été recueilli et traité avec la plus grande bienveillance dans un château voisin.

Après la guérison des enfants Fabien, leur habitation paternelle avait été lavée sur toutes les faces, *intus et extra ;* on avait badigeonné les murailles à la colle et à la chaux ; nous étions dans la période estivale, l'appartement restait ouvert jour et nuit.

Le vingt-cinquième jour après la guérison complète des deux malades, le jeune Fabien demanda à rentrer chez ses parents. Je crus pouvoir le lui permettre en considération du temps qui s'était écoulé depuis la fin de la maladie de son frère et de sa sœur et des mesures de précaution qui avaient été adoptées et exécutées avec tant de soin.

Le malheureux enfant présenta, le cinquième jour de son retour sous le toit paternel, des symptômes d'une diphthérite toxique avec complication de croup : il succomba, le sixième jour de la maladie, à une véritable asphyxie.

Traitement. — De ce qu'un grand nombre de médications ont été dirigées contre la diphthérite, de ce qu'on a essayé contre la fausse membrane tous les caustiques les plus énergiques, de ce qu'on cherche encore le remède spécifique contre cette terrible maladie, est-il rationnel et logique de dire que la thérapeutique est restée impuissante? n'est-il pas plus juste, et aussi plus consolant de reconnaître que, parmi tous les moyens qui ont été successivement préconisés, il en est quelques-uns qui ont une valeur réelle et qui jouissent d'une efficacité constatée? De tout temps; et sous quelque nom qu'on ait désigné cette affection spécifique : qu'on l'ait appelée angine maligne, ulcère syriaque (Arétée); mal de gorge gangréneux (Astruc); angine suffocante (Bard); angine couenneuse ou pseudo-membraneuse, angine diphthéritique (Bretonneau); angine diphthérique (Trousseau), etc. ; — de tout temps, excepté dans ces dernières années, on s'est efforcé de limiter et de détruire la fausse membrane qui est le symptôme dominant, le signe caractéristique de la maladie. Et ceux mêmes qui aujourd'hui veulent en faire une maladie générale, ne pouvant être combattue que par un traitement général, ne peuvent se dispenser de porter leur attention sur cette production qui précède toujours et accompagne toujours et jusqu'au bout la maladie, qui augmente ou diminue suivant qu'elle empire ou s'améliore, et qui peut à elle seule, par son extension, amener une terminaison funeste. Nous faisons bon marché des cas où elle ne se montre pas, si tant est qu'il en existe. Sans elle, il n'y a pas d'angine couenneuse. Si l'intoxication qu'elle amène se produit en dehors d'elle, c'est une affection autre, qui demande une autre dénomination. Aussi nous ne saurions comprendre qu'on puisse la négliger. Pour nous, la fausse membrane a toujours été le fait dominant, cause et effet de tous les phénomènes qui se développent : cause, car c'est par elle que se produit l'empoisonnement; effet, parce qu'elle augmente, grandit et progresse en raison de l'état général. Tous nos efforts tendent à la diminuer, l'arrêter et la détruire. De ce qu'elle n'est pas inoculable, ou plutôt de ce qu'elle n'a pu jusqu'ici être inoculée peut-on légitimement conclure qu'elle ne recèle pas les germes de la diphthérie? Disons que nous ne savons pas encore les conditions nécessaires au développement, à l'implantation, à l'absorption de ces germes; mais pour nous le germe et la cause de l'affection sont dans la fausse membrane. Veux-je dire pour cela que quand on est arrivé par un traitement énergique à arrêter et à détruire les fausses membranes, il n'y a plus rien à faire et que le malade est guéri? Non, j'admets l'intoxication; l'intoxication rapide, violente et persistant même après les productions pseudo-membraneuses. J'ai eu dans ma pratique bien des cas où, étant parvenu à débarrasser la gorge, je voyais mes malades succomber à l'intoxication consécutive.

Il est bien important aussi, en temps d'épidémie, de ne pas oublier que l'angine simple la plus bénigne mérite alors, de la part des médecins, l'attention la plus sérieuse. En effet, comme l'a fait judicieusement remarquer le Dr Boursder, la simple inflammation de la gorge est souvent à l'angine diphthéritique ce que la diarrhée prodromique ou prémonitoire est au choléra : *principiis obsta*.

C'est sous le rapport thérapeutique que cette remarque a surtout une grande valeur.

Lorsque, dans le cours d'une épidémie de diphthérite, nous sommes appelé auprès d'un malade avant l'apparition de quelques plaques couenneuses dans le pharynx, si l'examen de cet organe nous révèle l'existence de symptômes inflammatoires plus ou moins intenses, si la membrane muqueuse offre cette teinte particulière et propre à la période d'invasion de l'exsudation membraneuse, nous n'hésitons pas à pratiquer une cautérisation légère, avec le nitrate d'argent fondu, sur les amygdales, les piliers du voile du palais et la luette.

Il résulte, comme on le sait, de cette cautérisation, la formation d'une petite eschare, une sorte de petite couenne blanchâtre, d'un aspect particulier, qu'il est facile de distinguer du produit morbide propre à la diphthérite.

Cette petite eschare est peu adhérente, elle se détache au contraire facilement sous l'influence d'un léger badigeonnage pratiqué avec un pinceau de blaireau trempé dans le sirop de mûres : le lendemain, en effet, on n'en trouve plus de traces ou bien quelquefois il a surgi une fausse membrane véritable. Dans tous les cas, nous cautérisons de nouveau pendant deux ou trois jours les mêmes parties que la veille, bien qu'il nous soit toujours permis de constater que la membrane muqueuse atteinte a déjà subi une modification favorable qui rapproche son aspect de l'état normal; on voit alors, en effet, sous l'influence du caustique, la muqueuse, de granulée, saignante qu'elle était, redevenir plus lisse et perdre sa rougeur ardente. Nous avons la conviction qu'à l'aide de cette pratique nous avons fait avorter un certain nombre d'angines couenneuses.

Nous prescrivons du reste, concurremment avec ces cautérisations, un traitement général dont nous parlerons plus loin.

Le traitement de la diphthérite épidémique ou sporadique, primitive ou secondaire, comprend deux ordres d'indications, les unes locales, les autres générales.

Traitement local. — A la première épidémie d'angine diphthéritique que j'observai (en 1859), alors que l'affection eut atteint d'une manière subite plusieurs individus de la commune de Coulimer, pour se propager ensuite dans les communes de Saint-Jouin et de Courgeout, je n'avais d'autres moyens à opposer à cette terrible maladie que ceux qui résultaient de la connaissance acquise par la lecture des ouvrages de Bretonneau et Trousseau, Rilliet et Barthez, et par les observations de MM. Roger, Bergeron, Aubrun, Sée, etc.; aussi ne se manifesta-t-il chez moi aucune hésitation dans le choix d'une méthode de traitement. Les opinions de Bretonneau et de Trousseau trouvèrent en moi un partisan pour ainsi dire enthousiaste et tout disposé à adopter avec confiance la méthode des cautérisations; je l'appliquai avec persévérance, et depuis cette époque je n'ai cessé d'y recourir, soit pour les diphthéries épidémiques, soit pour la diphthérite sporadique. La médication topique a bien rencontré jusqu'à ce jour beaucoup et de très-sérieuses oppositions; malgré cela, il est remarquable que le plus grand nombre des praticiens la regardent néanmoins comme supérieure à toutes les autres; aussi n'hésitent-ils pas à la mettre en pratique.

Mes succès ont été nombreux, et bien qu'il me soit arrivé d'éprouver parfois des revers, ma confiance dans cette méthode n'a jamais été ébranlée, convaincu que ces revers devaient être attribués le plus souvent au génie épidémique.

Parmi les praticiens qui ont blâmé cette méthode, les uns ont adopté la méthode expectante: ils ont pu sans doute enregistrer un nombre plus ou moins considérable de guérisons dans le cours d'une épidémie à forme bénigne; mais demandons-leur de nous faire connaître le nombre de leurs revers lorsqu'ils ont eu à traiter des malades atteints de la diphthérite toxique ou maligne. Les pièces de conviction, dans un procès de cette espèce, devraient être présentées par des observations très-complètes qui ne laisseraient aucun doute sur la nature de la maladie.

D'autres praticiens, non moins recommandables, confiants dans la déclaration des succès obtenus par le D' Trideau, de la Mayenne, ont adopté et mis en pratique la méthode des balsamiques, que ce médecin préconise.

Un de ces praticiens distingués, le D' V..., dans la réunion dernière de la Société de prévoyance des médecins du département de l'Orne, rend sommairement compte d'un grand nombre de cas très-graves qui se sont produits dans les environs du Mesle-sur-Sarthe (épidémie dont nous traçons l'histoire) et ont occasionné environ cinquante décès.

« Plusieurs de ces malades sont morts avec des roséoles confluentes; le cubèbe a été administré (assure-t-il) suivant la méthode du D' Trideau et dès le début; les fausses membranes

se produisaient quand même et la mort en était la fatale conséquence. »

Après une déclaration aussi formelle, il est difficile d'attribuer plus d'efficacité à la méthode Trideau qu'à la méthode
expectante pure et simple. Je donnerais encore la préférence à
celle-ci, qui, si elle ne donne rien, possède au moins l'avantage
de ne pas contrarier les efforts de la nature en provoquant des
complications fort compromettantes pour l'existence des malades, notamment lorsqu'elle s'adresse à de jeunes enfants,
chez lesquels nous avons constaté des roséoles confluentes ac-
compagnées de fièvres intenses, de délire.

Nous devons signaler une autre méthode de traitement, le
traitement par la glace, vulgarisé par la pratique du D' Lebert,
ancien chirurgien de l'Hôtel-Dieu de Nogent, médecin fort
distingué, mais dont les succès ne reposent que sur des cas
légers. C'est un moyen adjuvant, auquel nous avons souvent
recours et qui nous a rendu des services, comme nous le dirons plus loin.

Nous avons remarqué, dans les huit épidémies d'angines que
nous avons étudiées, que chacune d'elles avait son genre particulier, plus ou moins sévère; le même poison miasmatique
était tantôt plus, tantôt moins actif, sans qu'il fût possible d'expliquer ces bizarreries d'effets et d'intensité; c'est encore aussi
le cas de tenir compte de la réceptivité.

La diphthérite offre les mêmes inégalités d'action que la
fièvre typhoïde, la variole, la scarlatine; c'est qu'elle a, comme
celles-ci, son principe toxique qui agit sur toute l'économie,
même lorsqu'en apparence il ne se révèle que par un désordre
local.

Dans deux de ces épidémies, qui se faisaient remarquer par
un caractère de malignité toute particulière, dans les communes de Courgeout et de la Chapelle, en 1865, nous avons
constaté que nos insuccès étaient moins nombreux que ceux de
nos confrères qui avaient adopté d'autres méthodes que celle

de la médication énergique ; qu'enfin ceux de nos malades qui succombaient étaient enlevés par l'intoxication générale seule ; chez eux, en effet, notamment chez M. V... et les petites Moreau, l'affection primitivement locale paraissait guérie.

Les auteurs sont tous, pour ainsi dire, d'accord pour admettre deux espèces de diphthérite, ou plutôt deux périodes dans l'affection diphthéritique, la première période, celle d'invasion, correspondant à la première espèce, celle dont M. le professeur Lasègue a donné une description si savante dans son excellent ouvrage sur les angines.

C'est dans cette période qu'il importe surtout d'attaquer le mal énergiquement par la médication topique, si l'on veut prévenir les symptômes de la seconde période ou période toxique.

N'est-ce pas ainsi que l'on fait avorter, par une forte cautérisation, la blennorrhagie? Si l'affection n'est pas jugulée, pour ainsi dire, par cette médication, on a au moins la chance d'en abréger la durée ; c'est encore ainsi qu'en attaquant au début une fièvre typhoïde par la méthode évacuante, on parvient non-seulement et sûrement à modifier la nature de cette pyrexie, mais encore on l'empêche de dégénérer et de revêtir la forme adynamique.

La méthode du Dr Trideau ne peut offrir aucun de ces avantages, aussi nous paraît-il rationnel de lui attribuer en partie les 50 insuccès signalés par notre confrère.

La médication topique consistant dans l'application des substances qui doivent être portées directement sur les parties malades, nous avons pensé qu'il ne serait pas indifférent d'indiquer le *modus faciendi* et de fournir la description des instruments auxquels nous donnons la préférence.

A l'extrémité et autour d'une tige ou d'une baguette en bois longue de 15 centimètres, de la grosseur d'un crayon ordinaire, je roule une bande de linge fin, large de six centimètres environ, en ayant soin que le bord libre du linge dépasse la tige d'un demi-centimètre. Le nombre des tours de la bande est proportionné au volume que je veux donner à l'instrument; enfin la bande est maintenue sur la tige à l'aide d'un fil énergiquement serré.

Cet instrument, qui est par le fait un véritable pinceau, est doux, mais résistant; il est en outre d'une application facile.

A l'époque de la première invasion de la diphthérite épidémique dans nos contrées, j'ai adopté cet instrument et je m'en suis constamment servi; j'en recommande l'usage aux personnes qui sont destinées à donner des soins aux malades atteints d'angine couenneuse.

Il me paraît bien préférable à la baleine munie d'une éponge; la tige du pinceau, plus résistante, permet d'appuyer et d'écouvillonner avec une grande énergie; chargé d'une quantité plus ou moins considérable d'une substance quelconque, d'un caustique liquide par exemple, selon l'étendue des surfaces que l'on se propose d'atteindre, il est plus facile qu'avec la baleine armée d'une éponge de limiter l'action du caustique uniquement aux parties affectées, sans en dépasser les limites, sans s'exposer à propager le mal en voulant le borner, et de l'empêcher de s'étendre dans l'œsophage et le larynx, sur la base de la langue et sur les dents. On a vu souvent des angines couenneuses s'étendre et s'aggraver sous l'influence de cautérisations faites à outrance, tant sur les parties saines que sur les parties malades, sous l'influence de ces badigeonnages caustiques faits comme au hasard et dans l'ombre sur toute la surface du pharynx.

C'est principalement dans la médecine du jeune âge que notre instrument trouve son application. Il n'est pas un praticien qui n'ait eu à lutter contre les enfants et qui ne sache avec quelle énergie ceux-ci se débattent, avec quelle ardeur ils mordent l'instrument et même les doigts de l'opérateur, avec quelle vigueur ils lancent à la face de celui-ci des portions de fausses membranes et des mucosités servant de véhicule au caustique qui vient de leur être appliqué.

Par les motifs que je viens de signaler, il est plus facile d'éviter ces graves inconvénients avec notre pinceau qu'avec la baleine et l'éponge, qui atteint, comme nous le disions tout à l'heure, indistinctement les amygdales, le pharynx, la glotte et la face postérieure du voile du palais; le liquide caustique contenu dans l'éponge se répand jusque dans le larynx, et alors il détermine une toux convulsive et une suffocation imminente. Néanmoins nous réservons l'usage de l'éponge pour les cas où il importe de porter le caustique derrière le voile du palais et de pénétrer jusque vers l'épiglotte.

Notre pinceau est plongé dans une solution plus ou moins caustique; la langue étant abaissée à l'aide d'une cuiller, nous le promenons avec plus ou moins de rudesse sur les parties malades, afin de détacher les fausses membranes ou de les user par le frottement; nous obtenons ainsi une cautérisation plus ou moins profonde, avec la certitude que le pinceau n'a été mis en contact direct qu'avec les parties qu'on se proposait d'atteindre.

On ne peut se dissimuler au premier abord que chez les enfants de un à six ans il existe, dans l'application de la médication topique, dans l'application des caustiques, de sérieuses difficultés. MM. Rilliet et Barthez, le professeur Trousseau et d'autres praticiens ont donné dans leurs ouvrages des conseils à l'aide desquels on triomphe de toutes ces difficultés et qui rendent cette opération assez facile. Qu'il me soit permis d'ajouter un détail à ces conseils. Dans le moment où l'enfant, fortement maintenu par des aides, ouvre la bouche, on glisse promptement, instantanément, une spatule, une cuiller, pendant qu'une autre personne place entre les dents, le plus près possible de l'angle de la mâchoire d'un seul côté, un cylindre de bois plus ou moins gros, selon l'âge de l'enfant; cet instrument, que l'on peut facilement confectionner séance tenante, est d'une application plus facile que l'abaisse-langue, instrument que l'on n'a pas toujours sous la main. La bouche ainsi maintenue ouverte, le médecin abaisse la base de la langue, il explore avec calme l'état du pharynx et promène sans précipitation et méthodiquement son pinceau chargé de collutoire sur les parties seules qu'il veut atteindre.

Lorsque nous nous trouvons en présence de fausses membranes parfaitement formées, quelle que soit la période de la maladie, nous les attaquons avec la pierre infernale, qui a l'avantage, par sa dureté, de détacher, en totalité ou en partie, ces couennes et qui, en atteignant les membranes sous-jacentes, modifie leur surface et leur mode de sécrétion.

Pendant tout le cours de la maladie, nous réitérons ces cautérisations. Dans les cas où, soit à l'aide d'une pince, soit à l'aide d'un caustique liquide, nous sommes parvenu à détacher la fausse membrane, convaincu qu'il est dangereux de laisser ce foyer d'exsudation, nous avons remarqué assez souvent que le lendemain ou un peu plus tard l'eschare produite la veille par la cautérisation était en partie détachée et qu'elle n'était pas remplacée par une fausse membrane.

La première cautérisation avait nettoyé la gorge des produits pseudo-membraneux et la dernière s'opérait sur des tissus mis à découvert; s'il s'agissait des amygdales, celles-ci étaient parfois saignantes.

Après avoir opéré avec le caustique solide, nous prescrivons des collutoires concentrés d'alun ou de borax dont on renouvelle l'application plus ou moins souvent selon la gravité des cas. Nous engageons encore à porter des poudres d'alun ou de tannin, à l'aide de pinceaux ou à l'aide des doigts, sur les parties malades accessibles à ces agents.

Tel est le traitement local que nous employons contre les angines bénignes. Quant à celles qui ont de la tendance à dégénérer ou celles qui présentent d'emblée un caractère prononcé de malignité, nous commençons encore par la cautérisation avec le crayon de nitrate d'argent. Nous n'hésitons pas ensuite à porter dans le pharynx l'éponge ou le pinceau après l'avoir trempé dans l'acide hydrochlorique, que nous employons fumant, absolument pur; nous répétons quatre à cinq fois dans les vingt-quatre heures, quelquefois même plus souvent, l'application du caustique. Ajoutons qu'il ne s'est jamais produit de résultat regrettable chez aucun des malades auxquels nous l'avons appliqué, même chez les enfants. Disons au contraire que son action est constamment et immédiatement suivie d'un résultat local et général que je ne craindrai pas de qualifier de merveilleux.

Qu'il me soit permis de citer, parmi les effets les plus remarquables obtenus par cette médication, quelques faits dont on trouvera l'esquisse à la fin de ce travail : Dubreuil, Rouchère, etc.

Chez les enfants, par exemple, affectés simultanément d'angine pseudo-membraneuse et de croup, nous avons contaté qu'au milieu d'accès de suffocation, lorsque nous parvenions à exciter chez eux de grands efforts de vomissement et d'expulsion qui délivraient le larynx de débris morcelés de pseudo-membranes, il se produisait un soulagement instantané.

Nous n'hésitons pas à attribuer le salut de quelques-uns d'entr'eux à ces cautérisations, à ce véritable écouvillonnement. Le traitement était ainsi appliqué pendant une période de sept jours en moyenne : il est des malades qui l'ont subi et bien supporté pendant dix à douze jours. J'ai traité une dame de 50 ans, je lui ai appliqué ce topique sur les amygdales, sur la luette et le voile du palais pendant 19 jours, elle a guéri et n'a conservé aucun souvenir fâcheux de l'effet de ce traitement énergique.

Dans l'épidémie dont nous traçons l'histoire, trente et un malades confiés à nos soins ont été traités par ce procédé : 18 diphthérites à forme bénigne et 13 à forme toxique. 27 ont obtenu une guérison après 10 à 15 jours de traitement; les enfants Moreau seuls ont succombé en quatre jours; la femme

Mannoury, guérie de l'angine, est morte six semaines plus tard de paralysie généralisée.

Depuis la première invasion des épidémies d'angine pseudo-membraneuse qui se sont produites dans notre arrondissement, c'est-à-dire depuis 1859, je n'ai pas eu recours à d'autres topiques qu'à ceux que je viens de signaler.

Mais depuis l'année 1868, sans abandonner complétement l'usage de l'acide chlorhydrique, que nous réservons pour quelques cas particuliers, nous avons donné la préférence au perchlorure de fer ; nous l'employons pour ainsi dire exclusivement aujourd'hui à cause de ses actions caustique, hémostatique et antiseptique réunies.

Nous avons constaté, en outre, que lorsque cette substance s'étendait sur des membranes saines, elle paraissait les respecter entièrement ; son application est moins effrayante et moins douloureuse que celle de l'acide ; une autre de ses précieuses propriétés, c'est qu'elle agit directement et chimiquement sur la plaque diphthéritique. En effet, elle la pénètre et s'infiltre sous ses bords, elle va jusqu'à sa base, atteint le tissu sous-jacent, le modifie même d'une manière assez sensible. Néanmoins ce résultat ne nous paraît pas toujours suffisant pour nous dispenser de l'application immédiate du crayon de nitrate d'argent, qui restera toujours à nos yeux le plus puissant modificateur des muqueuses et des plaies de mauvais caractère.

Nous avons dit que nous réservions l'usage de l'acide chlorhydrique pour des circonstances particulières, celles-ci par exemple : lorsque les fausses membranes ont un aspect noirâtre, que le pharynx est rempli de mucosités épaisses, qu'il s'exhale de la bouche du malade une odeur fétide, enfin lorsque la suffocation est imminente ; autrement, c'est au perchlorure de fer que je m'adresse. Je l'emploie pur comme l'acide chlorhydrique, pour les cas d'angine maligne principalement ; je l'applique quatre ou cinq fois par jour, plus souvent encore, selon la résistance des fausses membranes ou les complications. Dans l'intervalle des cautérisations, j'ai souvent recours à un collutoire composé d'eau distillée, d'alcool et d'éther plus ou moins concentré ; selon l'indication on l'applique sur les parties malades avec le pinceau de linge ou de blaireau : c'est alors une espèce de nettoyage que je me propose de faire.

Lorqu'il survient de l'épistaxis, un écoulement séreux et fétide, que l'orifice des fosses nasales se tapisse de fausses membranes, que des douleurs d'oreille apparaissent, qu'il se manifeste de l'écoulement et de la toux, j'insiste encore sur les cautérisations, et afin de pénétrer plus profondément dans le pharynx, je me sers alors de l'éponge. Je fais en même temps des injections nasales avec le perchlorure de fer plus ou moins étendu, selon la gravité du cas et selon qu'il s'agit d'un enfant ou d'un adulte.

Lorsque le croup est venu compliquer l'angine, nous avons administré quelquefois avec succès un vomitif (l'ipéca) ; nous le réitérons même volontiers si la dépression des forces n'est pas trop grande ; cela ne nous empêche pas d'insister sur les cautérisations du pharynx, dans l'espoir surtout de faire pénétrer le caustique derrière l'épiglotte.

L'usage de l'émétique à haute dose nous a bien procuré trois guérisons, mais il a, chez quelques autres de nos petits malades, occasionné le choléra émétique ; aussi y avons-nous renoncé, pour la médication des enfants principalement.

Nous avons observé, dans la plupart des épidémies de diphthérite qui ont régné dans l'arrondissement de Mortagne depuis 1859, et notamment dans celle qui vient de sévir dans les cantons du Mesle, de Pervenchères et de Bazoche, que la maladie n'offrait pas toujours un caractère franchement inflammatoire, mais qu'elle se compliquait parfois d'un embarras gastro-intestinal avec un aspect catarrhal ; qu'elle se présentait avec un cortége formidable de symptômes généraux semblables à ceux que l'on observe au début d'une fièvre typhoïde. Céphalalgie, coloration, état vultueux de la face, douleur et rougeur intense de la gorge, otite d'un seul côté le plus souvent, chapelet plus ou moins volumineux de ganglions sous-maxillaires très-douloureux, langue sale, bouche pâteuse et amère, constipation, agitation, subdelirium, pouls à 110, pseudo-membranes d'un seul ou des deux côtés : ces symptômes, dont on ne pouvait se dissimuler la gravité, ne devaient cependant rien faire préjuger sur l'issue de la maladie. Il n'était pas rare, en effet, de constater qu'après l'administration d'un vomitif d'abord, d'un purgatif ensuite, cet ensemble de symptômes généraux, en apparence si effrayants, se modifiait sensiblement, disparaissait même après trois ou quatre jours ; que l'état local, caractérisé par la présence de fausses membranes dans le pharynx, persistait à la vérité, et qu'alors la période septique commençait.

Nous venons de donner des soins à une sœur de la Miséricorde qui avait contracté les germes de la maladie auprès des enfants Moreau et chez laquelle nous avons constaté l'ensemble des symptômes que nous venons d'énumérer ; elle a guéri après 14 jours de traitement ; trois semaines après guérison, elle a été atteinte d'une paralysie généralisée.

Pour ces cas, nous avons constamment administré aux enfants et aux adultes les diverses formes de l'ipécacuanha et l'huile de ricin : nous n'allions jamais au delà d'un vomitif et d'un purgatif, nous nous en tenions même à l'usage du premier, si son action s'était fait sentir sur les intestins.

C'est au début de la maladie et pendant sa première période que j'administre, d'après la méthode du Dr Aubrun, le perchlorure de fer plus ou moins étendu d'eau (depuis 20 gouttes jusqu'à 50 dans un verre d'eau), en rapprochant les prises du médicament selon la gravité des cas, je veux dire l'état plus ou moins septique de la maladie. Ainsi le malade prend toutes les dix, vingt et soixante minutes une grande cuillerée du mélange ; aussitôt après, selon la même méthode, une cuillerée de lait. Dans le but de soutenir les forces, je fais consommer du bouillon, du jus de viande ou de la gelée, ou enfin du café.

Lorsque le malade est parvenu à la seconde période de la diphthérie, que la réaction fébrile est modérée, nous insistons sur l'usage du perchlorure de fer seulement à double dose, afin de le donner moins fréquemment et de pouvoir permettre au malade de faire usage, entre les prises de perchlorure et sans crainte de neutraliser l'effet de ce médicament, de café, de vins amers, de quinquina, de coca, de l'élixir de Ducro, de vin de Malaga, qui sont les seules substances que l'on parvienne à lui faire accepter. Car un des symptômes les plus alarmants au point de vue du pronostic, comme nous l'avons déjà signalé dans une partie de ce travail, c'est le défaut d'appétit, c'est le dégoût pour toute espèce de nourriture qu'éprouve le malade ; nous ne sommes pas exclusif sur le choix des aliments, chez les enfants comme chez les adultes : nous cédons à tous leurs caprices et nous leur accordons tout ce qu'ils désirent.

Une substance qui nous a souvent réussi dans la période la plus grave de la maladie, c'est l'usage de la glace. Le malade éprouve souvent dans le pharynx un sentiment de feu, de brûlure ; cet organe est le plus souvent aussi encombré par des détritus de fausses membranes, par des mucosités collantes, il se contracte difficilement : la présence dans la bouche de morceaux de glace que le malade avale de temps en temps apaise l'inflammation, procure un sentiment de fraîcheur et de bien-être dans le pharynx, entraîne en partie les mucosités, réveille la contractilité des muscles du pharynx ; elle facilite la déglutition et réveille la tonicité de l'estomac.

Il n'est pas rare alors d'observer, après l'usage plus ou moins répété de la glace, que le malade accepte plus volontiers les substances qu'on lui offre et qu'il manifeste le désir de prendre des aliments solides.

Cette substance nous a paru d'un secours très-précieux dans la paralysie consécutive du voile du palais, et nous avons constaté que, sous l'influence de son action, les substances alimentaires, liquides ou demi-liquides, avaient plus de chances d'arriver directement dans l'œsophage ; en un mot qu'elles ne s'égaraient pas dans les voies respiratoires et qu'alors on n'avait pas à redouter au même degré ces toux suffocantes qui se produisent constamment dans la paralysie du voile du palais ou dans le rétrécissement de l'œsophage.

Tel est en général le traitement qui a été employé par nous, et sur 31 malades nous avons obtenu 27 guérisons. Nous avons annoncé que, dans une période de 15 ans environ et dans le cours de diverses épidémies, nous avions donné des soins à 460, que nous les avions tous traités par la méthode des cautérisations coup sur coup et que nous avions obtenu comme résultat la guérison d'environ neuf malades sur dix. Dans l'épidémie dont nous traçons l'histoire, nos succès se sont maintenus dans la même proportion. Dans les diphthérites toxiques, dans les complications de croup, nous avons eu des résultats souvent inespérés, et nous n'hésitons pas à les attribuer à cette méthode.

Qu'il nous soit permis de résumer notre manière de faire et les résultats que nous avons obtenus dans la première épidémie que nous ayons observée dans les communes de Coulimer, Saint-Jouin, Courgeout.

Nous visitions autant que possible tous nos malades deux fois par jour, la proximité des communes envahies nous permettait de le faire ; puis, dans l'intervalle de nos visites, des aides intelligents et résolus nous secondaient parfaitement. Nous pratiquions et faisions pratiquer les cautérisations avec une extrême énergie, en procédant comme nous l'avons indiqué. Nous ne nous contentions par de cautériser les plaques membraneuses, nous les arrachions, soit avec des pinces, soit avec le pinceau chargé d'un caustique liquide vigoureusement promené dans la gorge. Puis sur les surfaces dénudées nous passions encore le crayon de nitrate d'argent. Les fausses membranes, ainsi arrachées de trois à cinq fois par jour, n'avaient plus qu'une faible tendance à se reproduire, le terrain qu'elles recouvraient se trouvant puissamment modifié. C'est à cette manière d'agir que nous devons de n'avoir rencontré qu'un très-petit nombre de croups consécutifs.

Nous sommes donc autorisé à dire, et on ne peut nous taxer d'exagération en disant que cette méthode nous paraît devoir être considérée comme préventive de l'angine couenneuse, quand elle est employée avant l'apparition de la fausse membrane, et aussi comme préventive du croup dans bien des cas.

RÉSUMÉ GÉNÉRAL.

RÉSUMÉ GÉNÉRAL

Une épidémie d'angine diphthéritique à éclaté vers la fin du mois de septembre 1874 dans les cantons du Mesle-sur-Sarthe et de Pervenchères, arrondissement de Mortagne (Orne). Elle ne tarda pas à s'étendre aux communes du canton de Bazoche; ces cantons sont limitrophes et il existe entre plusieurs de leurs habitants des liens de parenté et des relations d'affaires : aussi la contagion a joué un grand rôle dans la propagation de la maladie. Elle a duré jusque dans le courant du mois d'octobre 1875; elle a par conséquent régné pendant une année entière. Nous n'avons pas remarqué de diminution notable des cas pendant l'été.

L'épidémie a frappé successivement 17 communes appartenant à ces cantons : Saint-Quentin, Saint-Julien, Barville, Vidai, Coulinner, le Mesle-sur-Sarthe, Saint-Léger, Laleu, Marchemaisons, les Ventes-de-Bourse, Aunay-les-Bois, Coulonges, Neuilly-le-Bisson, Saint-Aubain d'Appenay, la Mesnière, Buré et Champeaux. 207 individus ont été atteints, dont 64 enfants au-dessous de 12 ans et 143 personnes de 12 à 76 ans.

Sexe. — Parmi les personnes atteintes, il y en a eu 72 du sexe masculin, 135 du sexe féminin.

La maladie s'est montrée chez les uns sous la forme bénigne, chez les autres sous les formes toxique et hypertoxique. Ses principaux symptômes ont été : l'engorgement et le développement rapide des ganglions sous-maxillaires, l'adhérence et la persistance des fausses membranes, leur tendance à l'envahissement du larynx et du pharynx, enfin l'apparition de paralysies consécutives.

Nous avons eu à enregistrer 68 décès : 33 chez des enfants

au-dessous de 12 ans et 35 chez des individus au-dessus de cet âge jusqu'à 76 ans. 43 individus du sexe féminin et 25 du sexe masculin ont succombé.

Il y a eu 139 guérisons.

Complications. — Chez 22 sujets les fausses membranes ont envahi le larynx et ont constitué un véritable croup : 3 malades seulement ont triomphé de cette complication, 19 sont morts. 10 malades ont été affectés d'épistaxis assez graves.

Nous avons eu 18 cas de paralysies consécutives diverses, locales ou généralisées.

Marche de l'épidémie. — Dans sa marche, l'épidémie a procédé de deux manières, tantôt se propageant sous l'influence épidémique (infection), c'est-à-dire sans contact évident et constaté, tantôt sous l'influence de la contagion, le plus souvent sous cette dernière influence.

Méthodes de traitement. Traitement général. — Toniques, alimentation, glace, associés aux cautérisations plus ou moins énergiques avec nitrate d'argent, acide chlorhydrique, perchlorure de fer.

Le traitement employé par nous, celui des cautérisations répétées coup sur coup, nous a donné 25 guérisons sur 31 malades. Nous n'avons eu que trois cas de croup.

La médication par les balsamiques a été aussi employée. Nous regrettons de ne pouvoir donner ici le nombre des cas traités par cette méthode. Nous retenons seulement la déclaration du docteur V... qui signale les insuccès que lui a donné cette méthode (compte rendu de la Société médicale de l'Orne).

Les épidémies d'angine diphthéritique, inconnues dans nos contrées avant 1859, ayant pris des proportions considérables et tendant à revenir fréquemment, j'ai cru de mon devoir d'en tracer une relation aussi complète qu'il m'a été possible. Je signalerai, en terminant ce résumé, le moyen que j'ai employé et auquel j'attribue, peut-être à tort, la cessation de l'épidémie qui désolait depuis un an les cantons de Pervenchères, du Mesle et de Bazoche : l'isolement des individus atteints, par leur transport à l'hôpital de Mortagne. En tout cas ce moyen, difficile à employer toujours et partout, je l'avoue, ne nous a donné aucun mauvais résultat. Les malades ont guéri en plus grand nombre et l'épidémie ne s'est pas prolongée dans le lieu d'importation ; et, heureuse coïncidence, elle a cessé dans les lieux où elle sévissait.

OBSERVATION I. — *Angine diphthéritique hypertoxique. Reproduction persistante et rapide des fausses membranes. Mort par adynamie.* — M. V... de la commune de Saint-Julien, âgé de 59 ans, d'une forte constitution, d'un tempérament lymphatique, jouissant généralement d'une bonne santé, menant une vie active et en plein air, a visité plusieurs fois madame X, sa nièce, atteinte d'une angine couenneuse bénigne; après chaque visite, il revenait toujours fortement impressionné, au point qu'il en résulta pour les fonctions digestives et le sommeil un certain trouble : enfin il tomba malade le 25 mars 1875.

Nous constaterons dans cette circonstance que, si le poison qui a pénétré dans l'économie de ce malade était d'une activité médiocre, il a néanmoins produit des effets désastreux et en raison directe de la réceptivité du malade et de son défaut de réaction ; nous constaterons encore que l'intoxication a été complète et pour ainsi dire foudroyante, puisqu'en effet il a succombé le 7ᵉ jour après l'invasion de la maladie.

Deux jours avant notre première visite, le 24 mars, M. V... se sentait mal à l'aise, se plaignait d'une légère douleur en avalant, d'une céphalalgie assez prononcée; il manquait d'appétit; néanmoins il avait voyagé, comme il le faisait tous les jours, pour ainsi dire.

Le 26 il se disposait encore à faire un voyage, lorsque, se sentant beaucoup plus souffrant, il m'envoya chercher; peu d'heures après nous étions auprès de lui. Nous constatons que les amygdales sont volumineuses, la gauche notamment; elles sont douloureuses au toucher et complétement recouvertes de plaques pseudo-membraneuses d'une couleur gris jaunâtre, d'une épaisseur d'un millimètre environ; deux autres fausses membranes, ayant les mêmes caractères physiques, tapissent le pharynx; la luette paraît œdématiée ainsi que le voile du palais.

Les ganglions sous-maxillaires du côté gauche principalement sont le siége d'une tuméfaction et d'une sensibilité assez prononcées et offrent des petites masses arrondies et résistantes; l'engorgement de ces glandes et du tissu cellulaire voisin s'étend jusqu'aux régions latérales et supérieures du cou et produit une véritable bouffissure. La déglutition et la respiration sont seulement gênées. Le malade accuse une chaleur insupportable, cependant il est peu altéré. La langue est sale et la répugnance complète pour toute espèce d'aliments, pour ceux-là mêmes qu'il préférait lorsqu'il était en santé; la bouche est empâtée; il existe des nausées et de la constipation, les urines sont peu abondantes et troubles. M. V... se lève et se recouche à chaque instant, obéissant à un état de malaise très-prononcé; au lit, il se tient sur son séant. En un mot, la dépression des forces n'est pas sensible, le teint est peu altéré, l'intelligence est parfaite; mais une inquiétude morale qui pèse sur l'esprit du malade donne à sa physionomie une empreinte particulière, que l'on peut traduire par une grande anxiété. Le sommeil est constamment interrompu par le besoin de respirer, le pouls fréquent et petit; l'auscultation de la poitrine démontre qu'il n'existe aucune lésion du côté des voies aériennes; il se montre bien quelques bruits anormaux, que nous attribuons aux mucosités et aux fausses membranes qui obstruent le pharynx.

L'expectoration n'est pas facile, mais assez fréquente; elle se compose de mucosités, de salive et de débris de fausses membranes.

La voix est un peu rauque et nasonnée, la toux nulle, pour ainsi dire; douleurs de l'oreille gauche assez intenses.

L'ensemble de ces symptômes nous amène naturellement à formuler un pronostic d'une extrême gravité. Nous commençons par détacher par lambeaux les fausses membranes situées sur les amygdales; quant à celles du pharynx, beaucoup plus denses, elles résistent aux mors de la pince. (Contrairement aux observations de Bretonneau, nous avons fréquemment remarqué qu'au commencement de leur formation les pseudo-membranes étaient fort adhérentes à la muqueuse.) Nous cautérisons vigoureusement ensuite avec la pierre infernale; un vomitif est prescrit. On conseille en outre de badigeonner ou plutôt d'écouvillonner, avec le pinceau trempé dans le perchlorure de fer pur, la membrane muqueuse, toutes les deux ou trois heures, aussi souvent enfin que les fausses membranes se reproduiront; dans l'intervalle, de faire usage d'un gargarisme avec décoction concentrée de quinquina, borax et sirop de mûres; d'étendre sur les régions cervicales un mélange par parties égales d'eau et de teinture d'iode une fois seulement. Enfin nous donnons à l'intérieur une cuillerée à bouche d'heure en heure du mélange suivant : eau commune 140 grammes, perchlorure de fer 80 gouttes. Nous engageons le malade à consommer de temps en temps des tasses de café noir et de bouillon; limonade pour boisson.

Le 27, dans l'après-midi, le vomitif a produit trois évacuations bilieuses par le haut et deux par le bas; les matières rendues par les voies inférieures répandaient une odeur fétide.

Les plaques pseudo-membraneuses des amygdales ont résisté aux cautérisations ou se sont renouvelées avec rapidité; de plus, nous constatons qu'elles se sont étendues au voile du palais; leur couleur est plus sale, leur consistance et leur épaisseur sont toujours les mêmes; l'arrière-gorge est encombrée de mucosités noirâtres; la déglutition et la respiration sont plus gênées; il n'existe pas de changement dans la tuméfaction des régions cervico-maxillaires.

La nuit a été agitée, le malade a peu dormi; le pouls est à 110; l'anxiété est plus grande, mais l'intelligence et les forces sont conservées.

Nous cautérisons avec l'acide hydrochlorique pur; la cautérisation est peu douloureuse, elle a pour résultat l'expulsion d'un grand nombre de fausses membranes de volumes différents et la manifestation d'un sentiment de bien-être qui transforme l'expression de la physionomie.

Après cette opération, il ne reste plus sur les amygdales et le pharynx que quelques pseudo-membranes disséminées et de peu d'épaisseur ; la respiration est moins gênée, la déglutition est facile : on en profite pour donner un potage et une tasse de café ; nous conseillons de continuer *intus et extra* le traitement prescrit ; cautérisations avec le perchlorure de fer.

La garde-malade, sœur de charité très-intelligente, opère, toutes les deux ou trois heures, des cautérisations qui ont pour résultat de maintenir l'arrière-gorge du malade dans l'état où nous l'avions laissée la veille et de lui permettre de faire des consommations plus copieuses de bouillon et de café.

Le 28, nous trouvons M. V..... un peu moins inquiet ; les fausses membranes avaient disparu comme la veille à l'aide des cautérisations, par fragments dans quelques endroits, à mesure qu'elles se reproduisaient, et par usure dans d'autres endroits.

La bouffissure du cou, ainsi que l'engorgement ganglionnaire, avait diminué ; le pouls était toujours à 110 ; la répugnance pour les aliments solides ou liquides était toujours absolue ; néanmoins le malade, très-docile, consentait à prendre toutes les substances qui lui étaient prescrites.

Le 29, la nuit a été mauvaise, il a régné une grande agitation, des plaintes de désespoir se sont exhalées, la respiration et la déglutition sont pénibles. Le pouls est plus fréquent, plus petit ; le teint est notablement altéré, la physionomie est empreinte de tristesse, de découragement.

La muqueuse de l'arrière-gorge tout entière est tapissée de pseudo-membranes plus consistantes, d'une teinte plus grise dans certains endroits et noirâtre dans d'autres, elle est en outre recouverte de mucosités épaisses également noirâtres ; il s'exhale de la bouche une odeur fétide, la voix est rauque, pas de toux ; il n'existe aucune complication, soit du côté du larynx, soit du côté des fosses nasales, mais une persistance de la douleur d'oreille.

L'auscultation ne nous offre rien de particulier à noter. L'adénite est la même, le pouls est à 120.

Nouvelle cautérisation avec l'acide hydrochlorique, expulsion considérable de mucosités et de fausses membranes ; le malade éprouve le même bien-être que l'avant-veille. Même prescription.

Le 30 au matin, malgré la cautérisation, les fausses membranes ont persisté. Le malade est plus abattu, il tousse parfois, refuse toutes les boissons, et son dégoût pour toute espèce d'aliments est invincible ; il existe une légère paralysie du voile du palais, les boissons reviennent quelquefois par le nez.

La physionomie est moins expressive, on remarque une certaine indifférence : le malade paraît résolu à mourir, il demande qu'on le laisse tranquille. Il s'est encore levé pendant la nuit et cependant il est facile de constater que la dépression des forces est parvenue à ses dernières limites.

Le pouls est plus petit et aussi fréquent qu'à notre dernière visite, il est facilement dépressible ; la calorification est notablement abaissée, la pâleur est extrême au visage, qui est livide pour ainsi dire ; les lèvres sont bleuâtres, les yeux cernés. L'intelligence surnage intacte au-dessus de cet appareil de symptômes.

Le malade succombe enfin vers le soir dans un état de prostration extrême, ayant pour ainsi dire conservé jusqu'à la fin la connaissance.

Dans cette observation, les productions pseudo-membraneuses, d'abord limitées sur une partie des amygdales et du pharynx, se propagent bientôt et envahissent toute la surface de la membrane muqueuse de l'arrière-gorge ; elles sont très-adhérentes, très-tenaces, se reproduisant avec une rapidité désespérante ; enfin la phlegmasie dégénère à mesure que la santé générale est plus profondément altérée. Le malade succombe à une véritable infection, sans qu'il se soit manifesté pendant le cours de la maladie de symptômes cérébraux ; mais sa mort ressemble à celle que l'on observe à la suite des érysipèles qui recouvrent la surface du corps ou de ces grandes brûlures compliquées de pneumonie.

On remarquera : Que la maladie existait depuis 60 heures environ à l'époque de notre première visite, qu'aucune médication topique et énergique n'avait été encore dirigée contre une affection aussi grave ;

Que l'économie pendant cette période avait dû puiser dans le foyer d'infection siégeant au pharynx des matériaux d'intoxication suffisants pour produire plus tard l'adynamie de l'angine hypertoxique.

OBSERVATION II. — *Angines diphthéritiques hypertoxiques. Amélioration de l'état local. Mort par intoxication.* — L'enfant Moreau, petite fille de trois ans, commune de la Mesnière, constitution assez forte, tempérament lymphatique. 2 octobre 1875, deuxième jour de la maladie : face colorée, céphalalgie, pouls fréquent, langue saburrale, abattement, somnolence, respiration précipitée et un peu gênée, toux grasse peu fréquente, déglutition douloureuse, tuméfaction considérable et rougeur des amygdales ; leur partie interne et moyenne est recouverte d'une fausse membrane jaune et fort épaisse, d'une forme ovulaire régulière, dont les bords font saillie sur la membrane muqueuse, dont elle paraît se détacher ; gonflement léger des ganglions sous-maxillaires ; l'inflammation du pharynx s'étend dans tout le conduit des fosses nasales, il s'écoule par leur orifice un liquide séreux et blanchâtre.

Je commence par détacher les fausses membranes avec une pince et je constate que la muqueuse qu'elles recouvraient offre une teinte violacée et une surface inégale ; je cautérise fortement avec un crayon de nitrate d'argent et je prescris sirop et poudre d'ipéca, collutoire de perchlorure de fer, autre collutoire plus léger, sirop de mûres et borax. Cette enfant et sa sœur, dont l'observation suit, sont transportées à Mortagne.

3 octobre. Cinq vomissements, selles nombreuses de nature bilieuse, gonflement plus considérable des parties latérales du cou, principalement à gauche, tuméfaction des glandes sous-maxillaires, augmentation de volume des amygdales : elles se touchent au point de rendre la déglutition très-difficile ; persistance des fausses membranes, respiration difficile, sifflante, anxiété, pouls petit et accéléré, toux rare, voix un peu voilée ; l'inflammation, propagée dans les fosses nasales, paraît augmenter d'intensité ; les orifices du nez se couvrent d'une pellicule grisâtre et laissent échapper un liquide blanc jaunâtre d'une odeur fétide. Cautérisations réitérées des fausses membranes avec le perchlorure de fer ; badigeonnage des régions cervico-maxillaires avec la teinture d'iode bromurée ; à l'intérieur : vin de quinquina et café, 60 gouttes de perchlorure de fer dans un verre d'eau, une cuillerée à dessert d'heure en heure ; bouillon.

4 octobre. Les parties latérales et antérieures du cou, les ganglions sous-maxillaires ont diminué d'une manière sensible ; les amygdales ne sont plus recouvertes que par des concrétions diffluentes, espèce de sanie qu'il est facile d'enlever à l'aide d'un pinceau de linge sec. Les fosses nasales laissent toujours échapper un liquide sanieux, très-fétide ; la petite malade est plongée dans un état comateux, on ne peut rien lui faire avaler ; la face est pâle et bouffie, les lèvres violacées, les pieds et les mains se refroidissent, le pouls est fréquent, presque insensible ; vers le soir, l'agonie commence ; elle est longue, mais paisible.

Cette enfant succombe à l'intoxication diphthéritique ; non par suite de l'état local, dont l'amélioration a été sensible, mais par suite d'une intoxication générale qui existait déjà lors de notre première visite.

La sœur de cette enfant, âgée de 5 ans, a été atteinte un jour plus tard qu'elle, mais la maladie a présenté absolument les mêmes phénomènes dans le début, dans la marche et dans la terminaison, si ce n'est cependant qu'il ne s'est pas manifesté de complication du côté des fosses nasales; elle a également succombé un jour plus tard; on pourrait calquer ces deux observations l'une sur l'autre.

Je ferai remarquer que, bien que nous paraissions parvenus au déclin de l'épidémie, et bien qu'à cette période il soit généralement admis que le génie épidémique perd de sa gravité, nous sommes néanmoins dans la nécessité de reconnaître que ces deux petites malades ont offert tous les caractères d'une angine hypertoxique.

A peine, en effet, la maladie avait-elle frappé ces deux enfants, que dès le début elle avait revêtu les caractères les plus graves de l'angine membraneuse.

Une des sœurs hospitalières, qui leur avait donné des soins pendant seulement 24 heures a été elle-même, quatre jours après leur mort, atteinte de la maladie, offrant un cortége formidable des symptômes généraux les plus graves.

OBSERVATION III.— *Angine couenneuse et croup. Paralysie générale consécutive. Guérison.*—J. Rouchère, dont il a déjà été question dans ce travail, subissant les effets de la contagion comme nous l'avons annoncé, est atteint le 17 mars 1875.

Appelé le troisième jour seulement, nous constatons l'état suivant:

Rouchère est âgé de 22 ans, d'un tempérament lymphatique et d'une assez faible constitution. Coryza, céphalalgie, face colorée, pouls fréquent, abattement général, somnolence, respiration accélérée et gênée, déglutition douloureuse, gonflement des ganglions sous-maxillaires, tuméfaction et rougeur des amygdales, larges taches grises sur leur face antérieure ; fétidité de l'haleine.

Ipéca, 2 grammes. Cautérisation avec la pierre infernale, badigeonnage avec une solution concentrée de nitrate d'argent, injections dans les fosses nasales avec le perchlorure de fer étendu d'eau.

4ᵐᵉ jour. Gonflement plus considérable des parties latérales et antérieures du cou. La tuméfaction des amygdales atteint un tel degré que la déglutition devient impossible et que le passage de l'air par l'isthme du gosier ne s'opère qu'avec une grande difficulté ; d'épaisses concrétions tapissent les tonsilles, la luette et une partie du voile du palais ; elles s'étendent même, autant qu'il nous est permis d'en juger, jusque sur la muqueuse qui recouvre la colonne vertébrale et jusque dans le larynx, car la toux est rauque et croupale. Grande anxiété, pouls petit et accéléré ; l'orifice des fosses nasales est le siége d'une exsudation membraniforme, il s'en écoule un liquide sanieux et fétide. Dégoût pour toute espèce de boissons ou d'aliments.

Nouveau vomitif. Cautérisations que nous répétons nous-même toutes les quatre heures. Cautérisation des fosses nasales avec perchlorure de fer : 2 grammes dans eau 125. A renouveler souvent avec un pinceau de blaireau chargé d'une solution plus concentrée encore de perchlorure de fer. Nous conseillons également à l'intérieur l'usage de la glace prise de temps en temps et par petits morceaux.

5ᵐᵉ jour. Le vomitif et les cautérisations ont provoqué l'expulsion d'une grande quantité de fausses membranes épaisses. La tuméfaction des amygdales est moins considérable ; il est possible de voir assez distinctement que le pharynx, qui n'avait été atteint que d'une manière incomplète par le caustique, eu égard à la tuméfaction des tonsilles, était tapissé de pseudo-membranes épaisses et résistantes. La respiration et la toux conservent leur caractère croupal.

L'abattement et l'anxiété sont moins prononcés ; le pouls se relève, mais il est toujours à 110 ; deux selles copieuses ont été obtenues la veille.

Ecouvillonnement répété séance tenante avec l'éponge chargée d'acide chlorhydrique ; sous l'empire de cette médication, il se manifeste des efforts de vomissement, des vomissements même qui amènent l'expulsion d'un grand nombre de fausses membranes : l'une d'elles, assez considérable, présente une forme tubulée. Même prescription. Consommés et vin de quinquina.

6ᵐᵉ jour. Le gonflement du cou et la dureté des tumeurs ganglionnaires ont diminué très-sensiblement, ainsi que celle des amygdales. La toux est plus grasse, la respiration plus facile. Expectoration de matières muqueuses ; la déglutition s'opère assez bien, les fausses membranes sont peu résistantes, elles sont plus longtemps à se reproduire. Le liquide qui s'écoule des fosses nasales est moins abondant, plus clair et non fétide.

Le malade se sent plus à l'aise, il a dormi à plusieurs reprises ; il accepte volontiers des aliments liquides : vin, bouillon, lait et café. Le pouls est bien développé et à 80. On continue l'usage à l'intérieur du perchlorure de fer.

Après les badigeonnages, opérés seulement toutes les huit heures et plus légèrement à l'acide hydrochlorique, nous passons légèrement le nitrate d'argent solide sur les surfaces muqueuses saignantes.

7ᵐᵉ jour. La plus grande partie de la tumeur du cou est dissoute, il ne reste plus qu'un léger engorgement des ganglions sous-maxillaires au-dessus de l'angle de la mâchoire ; le volume des amygdales est considérablement diminué ; les concrétions sont plus circonscrites, bien qu'occupant encore çà et là le pharynx, les tonsilles et le voile du palais ; elles sont moins épaisses et ne résistent pas à un léger badigeonnage.

La respiration n'est ni soufflante, ni sifflante, ni gênée. La déglutition s'effectue sans difficulté ; l'expectoration de crachats muqueux continue, la peau est humide et la fièvre insignifiante.

On badigeonne avec le pinceau chargé d'une solution au 5me de perchlorure de fer, en ayant le soin d'atteindre seulement les fausses membranes.

Mêmes boissons, potages, œufs et glace : cette substance, qui plaît au malade, a puissamment favorisé la déglutition pendant le cours de la maladie ; elle nous a paru contribuer aussi au détachement des fausses membranes.

L'amélioration fait chaque jour des progrès sensibles, au point de vue de l'état local comme au point de vue de l'état général.

Le dixième jour, la convalescence était complète, lorsqu'il se manifeste un nasonnement assez prononcé chez ce malade, une grande difficulté à parler longtemps, une extinction de voix presque complète. Enfin ce premier symptôme de la paralysie du voile du palais fut bientôt suivi des symptômes qui caractérisent une paralysie généralisée.

Traitée par les toniques *intus et extra*, cette affection ne disparut complétement qu'après deux mois et demi de traitement.

OBSERVATION IV. — *Angine diphthéritique grave. Fausses membranes épaisses et persistantes. Coryza. Guérison.* — La fille Jourdan, domestique chez Rouchère, âgée de 18 ans, tempérament lymphatique, faible constitution, bien réglée, sous l'influence de la contagion, est atteinte en même temps que son maître, le 19 mars 1875.

Nous la visitons le 3me jour de l'invasion de la maladie. Céphalalgie intense, pouls à 115, peau brûlante et sèche, nausées, état saburral des premières voies, amygdales volumineuses, recouvertes pour ainsi dire complétement de fausses membranes épaisses et grisâtres qui s'étendent dans le pha-

rynx ; déglutition difficile et douloureuse, engorgement ganglionnaire considérable et douloureux, coryza. Dégoût pour les
aliments.

Ipéca, 2 grammes. Perchlorure de fer 4 grammes dans l'eau
125 grammes. Bouillon et lait. Cautérisation avec le nitrate
d'argent. Insufflation d'alun. Gargarisme avec une forte décoction de quinquina. Injection dans les fosses nasales avec le
perchlorure de fer étendu d'eau.

2ᵐᵉ visite. Cinq vomissements de matières muqueuses, trois
selles bilieuses.

Des fausses membranes résistent à l'action du nitrate d'argent ; elles ont envahi la luette et le voile du palais ; le gonflement sous-maxillaire est plus considérable, il s'étend aux
parties latérales du cou. Respiration pénible et bruyante. Coryza plus intense. Voix à timbre guttural. Sécrétion sanieuse
abondante s'écoulant par le nez et la bouche. Peau chaude.
Langue sale et couverte d'un enduit jaunâtre et épais, crache-
ments incessants. L'œil est animé, la figure est vultueuse. In-
somnie : la malade reste dans la position demi-assise, pour
faciliter la respiration, qui est pénible. L'haleine est fétide ;
l'auscultation de la poitrine laisse entendre de gros râles produits par le passage de l'air à travers les mucosités du larynx ;
refus de prendre des aliments solides ou liquides. Pouls à
120, petit et serré. La physionomie exprime la souffrance.

L'écouvillonnement avec l'éponge trempée dans l'acide
chlorhydrique est pratiqué et répété toutes les trois heures jusqu'au soir. Cette opération entraine une quantité considérable
de mucosités noirâtres d'abord, puis elle atteint les fausses membranes et les détache en grande partie ; celles qui résistent
paraissent moins épaisses.

La malade fait usage de glace, et le soir elle prend volontiers du bouillon, du café et du vin de quinquina ; elle continue l'usage du perchlorure de fer. Deux cautérisations sont
pratiquées pendant la nuit, et les fosses nasales sont également

cautérisées à l'aide d'un pinceau de blaireau chargé de per-chlorure de fer étendu d'eau à parties égales.

3ᵐᵉ Visite. Sixième jour de la maladie : une amélioration sensible s'est produite dans tous les symptômes locaux et généraux, dans les premiers principalement.

Il n'existe plus de mucosités dans le gosier, les fausses membranes sont disséminées, leur teinte est plus blanchâtre, leur épaisseur moins considérable. La déglutition se fait plus facilement, la respiration est plus facile aussi ; la voix, bien que voilée encore, ne présente plus le timbre guttural de la veille. L'anxiété a pour ainsi dire cessé. La peau est humide, le pouls à 100. Le gonflement sous-maxillaire et cervical a diminué sensiblement, il est peu douloureux. Le liquide qui s'écoule par les fosses nasales est peu considérable et presque incolore.

Même prescription à l'intérieur. Cautérisation, toutes les 6 heures seulement, avec le pinceau de linge trempé dans un mélange par parties égales de perchlorure de fer et d'eau, avec la précaution d'atteindre seulement les pseudo-membranes. Gargarisme avec décoction de quinquina, alun et ratanhia.

7ᵉ, 8ᵉ et 9ᵉ jour : l'amélioration fait des progrès, on éloigne les cautérisations et la malade consomme des aliments.

La guérison est complète le 12ᵉ jour à partir de l'invasion.

Il n'est pas survenu de paralysie consécutive.

OBSERVATION V. — *Angine diphthéritique grave. Obstruction du gosier par les fausses membranes. Paralysie consécutive généralisée. Guérison.* — Madame Dubreuil, âgée de 38 ans, tempérament bilioso-sanguin, constitution assez forte, après avoir donné pendant dix jours des soins à son fils affecté d'une fièvre typhoïde et d'une diphthérite cutanée, est elle-même atteinte d'une angine couenneuse. La médication, pendant quatre jours, consiste en gargarismes alumineux et en insufflations de poudre de tannin.

Le 4me jour, à notre première visite, tuméfaction considérable et douleur des ganglions sous-maxillaires ; engorgement du tissu cellulaire des régions cervicales ; les amygdales sont fortement engorgées ; elles sont, de même que les piliers du voile du palais et que le pharynx, recouvertes complétement d'un enduit plastique d'une couleur gris noirâtre ; une quantité considérable de mucosités collantes et noires obstruant le gosier, la déglutition est douloureuse et très-difficile. Un flux mucoso-purulent s'écoule des narines, la respiration est non-seulement difficile, mais suffocante, la voix est éteinte, l'haleine est fétide.

La fièvre est intense ; la langue est couverte d'un enduit épais, jaune et sec pour ainsi dire ; le pouls est serré, la peau chaude et sèche ; l'œil brillant et hagard ; la malade répète sans cesse qu'elle étouffe et qu'elle va mourir, si on ne la soulage pas.

Elle reste assise sur son séant, en proie à une grande agitation.

Nous commençons par écouvillonner fortement avec l'acide hydrochlorique toutes les muqueuses recouvertes de fausses membranes et par enlever en même temps les mucosités.

En répétant trois fois séance tenante la même opération et en laissant entre chacune le temps nécessaire à la malade pour rejeter les matières diphthéritiques, nous parvenons à détacher un nombre relativement considérable de pseudo-membranes. L'opération n'a pas été douloureuse, la malade se sent mieux, l'expression de la physionomie change tout à coup, elle boit, et la déglutition se fait mieux et sans causer une grande douleur.

Prescription. Répéter la cautérisation toutes les quatre heures. Comme il existait de la constipation, nous donnons huile de ricin 30 grammes. Perchlorure de fer dans un verre d'eau, 2 grammes à prendre toutes les demi-heures. Vin de quinquina, café et bouillon. Injections dans les fosses nasales avec le perchlorure de fer coupé par moitié.

2me visite. Les fausses membranes sont séparées entr'elles, par intervalles, de membranes muqueuses rouges et légèrement saignantes; elles sont plus blanches et moins épaisses, mais elles ont une grande tendance à se reproduire. La déglutition et la respiration s'exécutent assez facilement. La voix vibre un peu mieux; le pouls, bien développé, est à 90; la peau est humide. La malade prend volontiers les boissons prescrites; elle a obtenu trois selles copieuses. Diminution sensible dans la tuméfaction des ganglions sous-maxillaires, l'engorgement du tissu cellulaire cervical est considérablement réduit.

À cette visite, nous cautérisons fortement les plaques couenneuses et les parties saignantes des amygdales dégagées de ces plaques. Nous recommandons à une garde intelligente de les toucher toutes les cinq heures seulement avec le pinceau de linge trempé dans le perchlorure de fer pur, de faire usage d'un gargarisme de quinquina et d'alun; nous insistons sur la consommation du perchlorure de fer étendu d'eau, du vin de quinquina, du café et du bouillon.

Ce traitement est suivi pendant 48 heures, et à notre troisième visite, c'est-à-dire cinq jours après la première, nous constatons que, sous l'influence des cautérisations coup sur coup, il n'existe plus dans le gosier que quelques membranes blanchâtres peu épaisses, transparentes pour ainsi dire, qui cèdent à la médication topique; cependant, comme elles conservent une grande tendance à se reproduire, nous insistons sur la nécessité de les détacher à mesure qu'elles reparaissent. On les touche avec le perchlorure de fer coupé d'eau par parties égales.

L'engorgement des ganglions diminue chaque jour d'une manière notable; la malade avale facilement, elle prend des potages; la voix a repris à peu près son timbre normal; le sommeil est bon, la fièvre a cessé; l'usage du vin et du café est continué. Enfin, le dixième jour après notre première visite, la guérison est complète.

Cette malade a été atteinte d'une paralysie consécutive qui, bornée d'abord au voile du palais, s'est étendue aux membres supérieurs et inférieurs; cette paralysie, traitée par des toniques *intus et extra*, a duré trois mois; il n'y a pas eu d'amaurose.

OBSERVATION VI. — *Angine pseudo-membraneuse. Bons effets des cautérisations répétées. Localisation de l'affection.* — Le 2 mars 1869, la femme X. est admise à l'hôpital de Mortagne. Age, 26 ans. Tempérament bilioso-nerveux. Constitution assez forte. Bonne santé habituelle. Menstruation régulière, assez abondante. Pas d'enfants.

La malade se plaint de malaise général et de courbature depuis quelques jours. Elle a perdu l'appétit et le sommeil. Elle éprouve de la céphalalgie avec nausée. Soif ardente.

Nous constatons l'existence d'une fièvre intense, la peau est brûlante, la face colorée et animée. La langue est couverte d'un enduit épais et jaunâtre; il existe des borborygmes.

La malade se plaint de souffrir de la gorge, elle éprouve de la douleur et de la difficulté à avaler, le cou est sensible au toucher, les ganglions sous-maxillaires sont assez développés et sensibles à la pression. En examinant la gorge, nous trouvons les amygdales plus volumineuses qu'à l'état normal, saillantes, mamelonnées et douloureuses. Elles sont tapissées de fausses membranes que l'on détache assez facilement par lambeaux. Le voile du palais et les piliers sont le siége d'une rougeur vive et intense. La luette, aussi très-rouge, est pendante et traîne sur la base de la langue. Nous avons à faire à une angine pseudo-membraneuse au début et nous devons nous efforcer, par un traitement actif, de l'arrêter et de l'empêcher de s'étendre.

Prescription : Vomitif; tartre stibié et ipéca. Cautérisation avec le nitrate d'argent fondu. La pierre détache les fausses membranes et cautérise les surfaces enflammées. Le soir, avec un pinceau imbibé d'alcool et d'éther, on détache assez facilement les fausses membranes qui se sont renouvelées et les eschares produites par le nitrate d'argent. Il est facile de constater, après l'enlèvement des fausses membranes, que la muqueuse reste rouge, violacée et mamelonnée, symptômes qui indiquent que la fausse membrane ne tardera pas à se reproduire.

Le second jour nous apprenons que le vomitif a produit de nombreuses évacuations par les deux voies. Il existe dans l'état général une amélioration sensible. Quant à l'état local, nous constatons la reproduction des fausses membranes d'une façon plus accentuée sur l'amygdale droite seulement ; en effet, de ce côté l'épaisseur de la fausse membrane est plus considérable et son adhérence plus prononcée que du côté opposé. Nouvelle cautérisation avec la pierre infernale. (Qu'il me soit permis de faire remarquer que la première cautérisation a modifié d'une manière sensible la surface de la muqueuse du côté gauche et que ces fausses membranes ne se sont pas étendues sur les piliers et le voile du palais ni sur la partie profonde du pharynx.)

La fièvre est modérée, la soif peu intense, le dégoût pour les aliments n'est pas insurmontable ; nous prescrivons l'usage du perchlorure de fer, 30 gouttes dans un verre d'eau, du vin de quinquina et du café ; nous conseillons les consommés. La déglutition des liquides, bien que douloureuse, se fait assez bien, grâce à l'énergie de la malade. Conseil de badigeonner toutes les trois heures à l'aide du pinceau imbibé d'alcool et d'éther.

3° jour. Les fausses membranes se sont encore reproduites, plus prononcées à droite qu'à gauche, mais toujours limitées aux amygdales, sur la droite principalement. Celles-ci sont toujours volumineuses, la droite surtout.

Cautérisation profonde avec la pierre infernale, de manière à détacher complétement la fausse membrane ; passage ensuite du crayon sur les surfaces muqueuses dénudées : même prescription.

4ᵉ jour. Même situation. Cependant les bords du voile du palais offrent un liseré blanchâtre assez épais et très-adhérent. Nous sommes forcé d'avoir recours aux pinces pour l'enlever. Quant aux autres pseudo-membranes, elles présentent le même aspect et la même consistance ; nous les détachons par lambeaux : elles sont toujours épaisses et difficiles à enlever. La muqueuse sous-jacente est saignante et toujours inégale. Nouvelle cautérisation avec le nitrate d'argent. Conseil d'avoir recours dans la journée à l'emploi du pinceau trempé dans le perchlorure de fer étendu d'eau par parties égales et promené deux ou trois fois sur les organes malades ; l'engorgement ganglionnaire persiste, mais il a subi une diminution sensible. Même prescription.

5ᵉ jour. Légère amélioration, tant au point de vue local qu'au point de vue de l'état général. Cautérisation avec la pierre, et le soir, une fois seulement, un badigeonnage avec le pinceau imbibé de perchlorure de fer.

6ᵉ jour. Les ganglions ont considérablement diminué de volume ; ils sont pour ainsi dire insensibles au toucher ; les amygdales sont détergées ; la fausse membrane qui les recouvre est pour ainsi dire transparente, son adhérence est peu solide. Il en est de même pour celle qui existe sur les bords du voile du palais. Les muqueuses de ces organes ne saignent plus, mais le badigeonnage est un peu douloureux, ainsi que la déglutition.

Le pharynx est d'un rouge vif, indemne de toute fausse membrane ; la luette est en partie revenue sur elle-même. La langue se nettoie : la malade mangerait bien, dit-elle, si la déglutition était moins pénible ; le pouls est à 75. Les substances alimentaires liquides et l'usage du perchlorure de fer à l'intérieur sont maintenus.

La fausse membrane se renouvelant promptement, nous conseillons un badigeonnage toutes les quatre heures avec le perchlorure étendu d'eau ; nous cautérisons nous-même une fois dans les 24 heures avec le crayon de nitrate d'argent, dans le but de modifier la surface muqueuse et sa sécrétion.

Nous atteignons évidemment ce but, car de jour en jour la fausse membrane est moins épaisse et moins adhérente.

Le 8e jour, la fièvre a cessé complétement, la langue est à peu près nette, le besoin de manger se manifeste. Les amygdales sont pour ainsi dire revenues à leur état normal, les fausses membranes ne se reproduisent que toutes les huit heures environ ; elles s'enlèvent parfaitement avec le pinceau, le badigeonnage est moins douloureux et la déglutition aussi.

Il est survenu des douleurs dans les oreilles, produites par l'action des cautérisations sur l'orifice de la trompe d'Eustache. Aussi nous prescrivons d'enlever les fausses membranes avec un pinceau trempé dans le sirop de mûres boraté.

Lait de poule simple ou au café, potages et œufs.

Nous engageons à continuer les badigeonnages, afin de détruire les fausses membranes à mesure qu'elles se produisent, jusqu'à guérison complète.

Nous avons constaté que dans un grand nombre de cas, lorsqu'on abandonnait les malades à eux-mêmes dans cette période de l'angine couenneuse, avec la conviction que la guérison était complète, les fausses membranes non-seulement se reproduisaient sur les organes qu'elles avaient déjà occupés, mais encore envahissaient d'autres organes, avec la tendance à revêtir un caractère de malignité qu'elles n'avaient pas offert dans le début et dans le cours de la maladie : nous avons même constaté deux cas de croup survenus dans ces circonstances.

Il importe donc de continuer l'usage des badigeonnages, quel que soit l'agent thérapeutique que l'on emploie, jusqu'à ce que les fausses membranes aient cessé complétement de se reproduire.

Le 11ᵉ jour, les fausses membranes ne se sont pas reproduites depuis 24 heures : l'état général est excellent. Le pharynx est moins rouge et assez humide. La déglutition, bien que difficile encore, est beaucoup moins pénible, l'appétit est prononcé, la malade mange de la viande.

La guérison est certaine.

Nous avons eu évidemment à faire à une angine diphthéritique bénigne qui, traitée énergiquement dès le début par les cautérisations, est restée localisée sur les amygdales et le voile du palais. Qui sait ce qui serait survenu si la malade n'eût été transportée à l'hôpital, où le traitement à été convenablement institué et régulièrement exécuté? *Principiis obsta*. Il est permis de supposer que dans la plupart des cas on arriverait à limiter et à arrêter l'affection pseudo-membraneuse, si on était appelé à temps; mais il n'en est pas souvent ainsi, malheureusement. Le début insidieux de l'angine diphthéritique, qui souvent n'arrête pas les enfants et que l'on considère comme une simple amygdalite, fait qu'à la campagne surtout le médecin n'est appelé que fort tard, et alors qu'il y a un commencement d'intoxication.

RAGAINE.

TABLE DES MATIÈRES

FIN DE LA TABLE DES MATIÈRES.

PARIS. — IMPRIMERIE E. MARTINET, RUE MIGNON, 2.

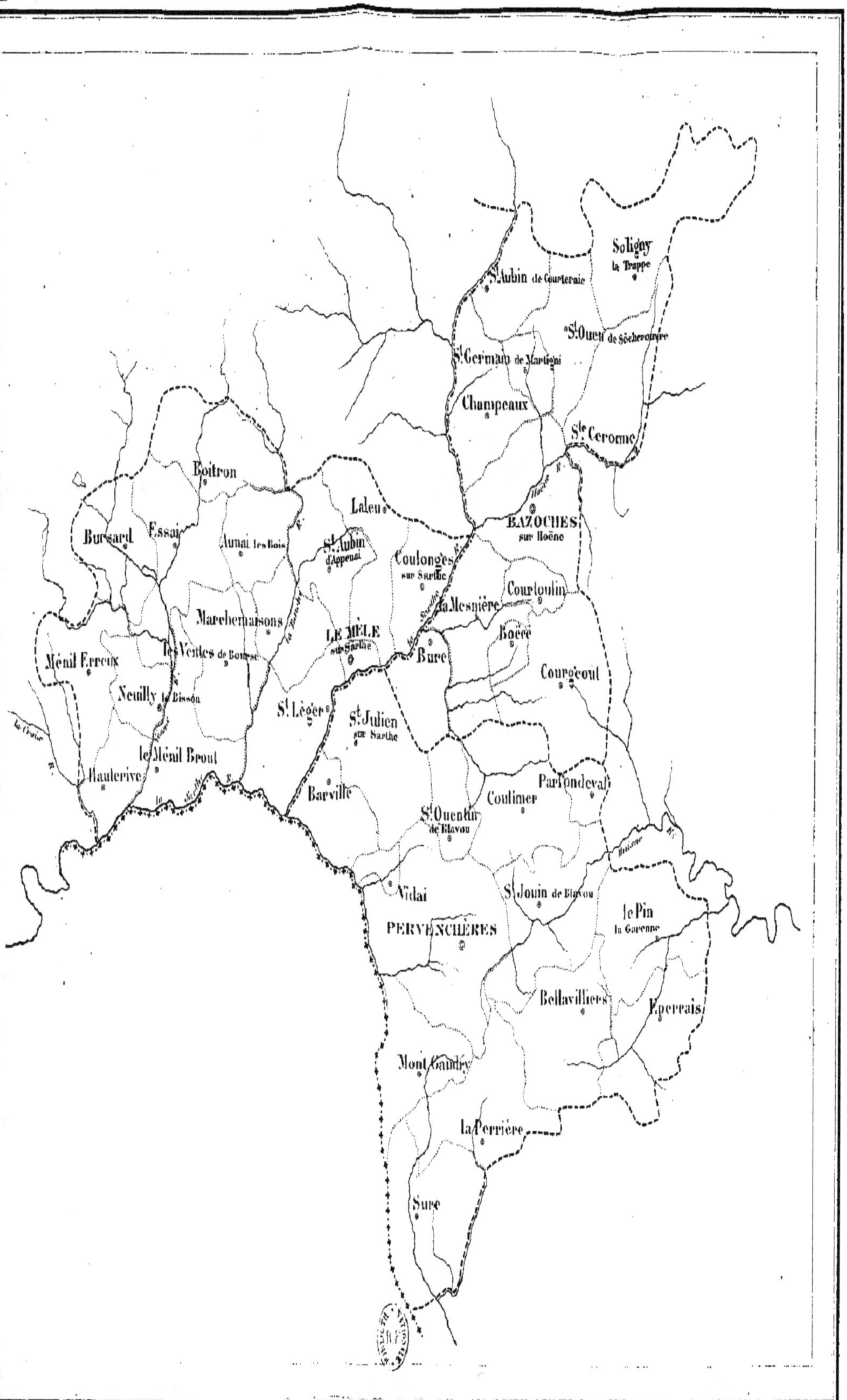

Soligny la Trappe
St Aubin de Courteraie
St Ouen de Sécherouvre
St Germain de Martigni
Champeaux
Ste Cerome
Boitron
Laleu
BAZOCHES sur Hoëne
Bursard
Essai
Aunai les Bois
St Aubin d'Appenai
Coulonges sur Sarthe
Courtoulin
Marchemaisons
la Mesnière
Boëce
LE MÉLE sur Sarthe
Ménil Erreux
les Ventes de Bourse
Bure
Courgeout
Neuilly le Bisson
St Léger
St Julien sur Sarthe
le Ménil Broul
Hauterive
Barville
St Ouentin de Blavou
Coulimer
Parfondeval
la Choie
Vidai
St Jouin de Blavou
le Pin la Garenne
PERVENCHÈRES
Bellavilliers
Eperrais
Mont Gaudry
la Perrière
Sure

NOUVEAUX ÉLÉMENTS

D'ANATOMIE PATHOLOGIQUE

DESCRIPTIVE ET HISTORIQUE

Par A. LABOULBÈNE,

Médecin de l'hôpital de la Charité.

1 volume in-8°, de 1080 pages avec 288 figures, cartonné : 20 fr.

LE CORPS HUMAIN

STRUCTURE ET FONCTIONS

FORMES EXTÉRIEURES, RÉGIONS ANATOMIQUES, SITUATION,
RAPPORTS ET USAGES DES APPAREILS ET ORGANES QUI CONCOURENT
AU MÉCANISME DE LA VIE

DÉMONTRÉS A L'AIDE DE PLANCHES COLORIÉES, DÉCOUPÉES ET SUPERPOSÉES

Dessins d'après nature par Édouard CUYER, Lauréat de l'École des Beaux-Arts.
Texte par G.-A. KUHFF, Docteur en médecine, préparateur au Laboratoire d'anthropologie
de l'École des Hautes-Etudes.

Le *Corps humain* paraîtra en 8 livraisons, composées chacune de 3 planches
coloriées, découpées et superposées, avec le texte correspondant. Il paraît une
livraison tous les mois. Prix de chaque livraison.   7 fr. 50
Chaque planche se vend séparément avec son texte.   3 fr. »

Le prix de l'ouvrage sera augmenté dès qu'il sera complet.

CORLIEU (A). — **Aide-mémoire de médecine, de chirurgie et d'accouchement**, vade-mecum du praticien. 3e *édition*. 1877, in-18, VIII-690 pages, avec 420 figures. Cartonné. 6 fr.

FÉRRAND (A). — **Traité de thérapeutique médicale**, ou Guide pour l'application des principaux modes de médication à l'indication thérapeutique et au traitement des maladies, par le docteur A. FERRAND, médecin des hôpitaux. 1875. 1 vol. in-18 jésus de 800 pages. Cartonné. 8 fr.

FERRAND (Eus.). — **Premiers secours aux empoisonnés**, aux noyés, aux asphyxiés, aux blessés, en cas d'accident, et aux malades en cas d'indisposition subite. 1878, 1 vol. in-18 jésus de 288 pages, avec 86 figures. 3 fr.

FONSSAGRIVES. — **Hygiène et assainissement des villes.** Campagnes et villes; conditions originelles des villes; rues; quartiers; plantations; promenades; éclairage; cimetières; égouts; eaux publiques; atmosphère; population; salubrité; mortalité; institutions actuelles d'hygiène municipale; indications pour l'étude de l'hygiène des villes. 1874, 1 vol. in-8 de 568 pages. 8 fr.

FONSSAGRIVES. — **Hygiène alimentaire** des malades, des convalescents et des valétudinaires, ou du régime envisagé comme moyen thérapeutique. 2e *édition*. 1867, 1 vol. in-8 de XXXII-698 pages. 9 fr.

GLOWER. — **Nouveau Dictionnaire de thérapeutique**, comprenant l'exposé des diverses méthodes de traitement employées par les plus célèbres praticiens pour chaque maladie. 1874, in-18. 7 fr.

JEANNEL (J.). — **Formulaire officinal et magistral international**, comprenant environ quatre mille formules tirées des pharmacopées légales de la France et de l'étranger ou empruntées à la pratique des thérapeutistes et des pharmacologistes, avec les indications thérapeutiques, les doses de substances simples et composées, le mode d'administration, l'emploi des médicaments nouveaux, etc., suivi d'un Mémorial thérapeutique. 2e *édition*. 1877, in-18, XXXVI-996 pages. Cart. 6 fr.

LAVERAN ET TEISSIER. — **Nouveaux éléments de pathologie et de clinique médicales**, par A. LAVERAN, professeur agrégé à l'École de médecine militaire du Val-de-Grâce, et J. TEISSIER, professeur agrégé à la Faculté de médecine de Lyon. 1879. 1 vol. petit in-8 de 1000 pages, avec figures intercalées dans le texte.

LÉVY. — **Traité d'hygiène publique et privée.** 6e *édition*. 1879, 2 vol. gr. in-8. Ensemble, 1900 pages avec figures. 20 fr.

SCHALLER (E. J.). — **De l'usage du perchlorure de fer** liquide, et notamment du perchlorure de fer dilué, dans le croup et dans les autres formes d'angine. 1869. in-8 de 97 pages. 2 fr.

SESTIER. — **Traité de l'angine laryngée œdémateuse.** 1852, in-8. 7 fr. 50

TRIDEAU. — **Traitement de l'angine couenneuse** par les balsamiques. 1874, in-8, 150 pages. 2 fr.

TROUSSEAU. — **Clinique médicale de l'Hôtel-Dieu de Paris**, 5e *édition*. 1877, 3 vol. in-8 de chacun 800 pages, avec un portrait de l'auteur. 32 fr.

VALLEIX. — **Guide du médecin praticien**, ou Résumé général de pathologie interne et de thérapeutique appliquée. 5e *édition*, contenant le résumé des travaux les plus récents, par P. LORAIN, professeur de la Faculté de médecine de Paris. 1866, 5 volumes grand in-8 de chacun 800 pages, avec figures. 50 fr.

WOILLEZ. — **Dictionnaire de diagnostic médical**, comprenant le diagnostic raisonné de chaque maladie, leurs signes, les méthodes d'exploration et l'étude du diagnostic par organe et par région. 2e *édition*. 1870, in-8 de VI-1114 p., 310 fig. 16 fr.